どうする
日本の医療

第26回日本医学会総会
ポストコングレス公開シンポジウムより

[責任編集] 杉岡洋一

発売　医学書院

どうする日本の医療
―第26回日本医学会総会ポストコングレス公開シンポジウムより

発　　行	2006年3月1日　第1版第1刷©
発行者	第26回日本医学会総会ポストコングレス シンポジウム事務局 〒812-8581　福岡市中区馬出3-1-1 九州大学医学部老年医学教室内 責任編集　杉岡　洋一
制　　作	株式会社　医学書院出版サービス
印刷・製本	株式会社　真興社
発　　売	株式会社　医学書院 〒113-8719　東京都文京区本郷5-24-3 電話　03-3817-5657（販売部・お客様担当） 　　　03-3817-5650（販売部・書店様担当）

本書の内容を無断で複写・複製・転載すると，著作権・出版権
の侵害となることがありますので，ご注意ください．

ISBN 4-260-70055-3　C-3047　¥950

目次

第26回日本医学会総会「福岡宣言」……………… 巻頭

どうする日本の医療
「第26回日本医学会総会ポストコングレス公開シンポジウム」より

はじめに

日本の医療危機
医療の原点を守るために何をなすべきか

第26回日本医学会総会会頭, 九州大学名誉教授・前総長　杉岡　洋一 …… 5

基調講演

ヒポクラテスの誓いと社会的共通資本としての医療

東京大学名誉教授, 日本学士院会員　宇沢　弘文 … 11

第26回日本医学会総会公開シンポジウム

日本の医療の危機

川崎市立川崎病院・地域医療部部長　鈴木　厚 … 19

英国の医療改革から学ぶ

日本福祉大学社会福祉学部・教授　近藤　克則 … 41

市場原理と医療・米国の失敗から学ぶ
日本の医療制度改革の動きとの関連

医師・コラムニスト　李　啓充 … 65

資料

2005年2月17日〔読売新聞〕朝刊から許可を得て掲載

第26回日本医学会総会公開シンポジウム … 93

第26回日本医学会総会

人間科学 日本から世界へ
〜21世紀を拓く医学と医療 信頼と豊かさを求めて〜

　わが国の医学と医療は戦後の経済成長とともに発展・充実し，国際的に見ても遜色のない水準にある．わが国の医療は全体としてみれば優れた成果を示し，国際的な評価には極めて高いものがある．これはひとえに，医療提供者と国民のたゆまぬ努力と負担によって実現してきたものである．

　しかし，今日，効率的で良質かつ安全な医療の提供や患者の納得・満足，情報提供などの上でさまざまな課題を抱えており，こうした個別具体的な問題について国民は大きな不満と不安を感じるようになってきている．

　そして，21世紀に入った今日，生命科学の急速な進展，少子高齢化と経済不況の同時進行，医療制度改革の本格化など，医学と医療を取り巻く環境は大きな変革期にある．

　われわれは，21世紀初の第26回日本医学会総会を「人間科学　日本から世界へ〜21世紀を拓く医学と医療　信頼と豊かさを求めて〜」をテーマに開催した．医学と医療はまさに，21世紀の社会において信頼と豊かさを求めていくための重要な基盤であるとの認識に立って，21世紀にめざす理想の医療について次のとおり宣言する．

平成15年4月6日
第26回日本医学会総会
会　　頭　　杉岡　洋一
副 会 頭　　平野　　実
副 会 頭　　片山　　仁
準備委員長　　名和田　新

福 岡 宣 言

一．21世紀にめざす理想の医療は，心を持った人間を見失うことのない，生命の尊重と個人の尊厳に基づく患者中心の医療である．そのためには，これまでの「おまかせ」医療から患者本位の選択できる医療の実現に医療提供者，国民ともに努力しなければならない．また，高度化・複雑化する医療の現状について情報が開示され，国民は負担を含めた理解に立ち，医療提供者とともに支え，創る医療を実現しなければならない．

一．国民・患者は，「自分の健康・生命は自分で守る」という意識改革が必要である．そのためには，医療提供者はもちろん行政，保険者は疾病予防・健康づくりのための施策を進めて，国民を啓発・援助しなければならない．患者の積極的な参加があってこそ，医療提供者は充分な医療の提供が可能となる．

一．医療提供者は，医療の透明性を確保するとともに，その説明責任（アカウンタビリティ）を果たさなければならない．そのためには，情報開示やEBM，診療ガイドラインによる医療の標準化などを積極的に進める必要がある．医療提供者の教育はその基盤を作るための重要な課題であり，たとえば平成16年度に開始される医師の卒後臨床研修の必修化においても研修医の身分保証は国の責任において行うべきである．

一．医療提供者は，効率的で良質な医療提供のための組織の運営・統治（ガバナンス）に努めなければならない．そのためには，チーム医療の実現，医療機関の機能分担と連携，かかりつけ医の環境整備，保健・医療・福祉の総合的提供，効率的な組織運営などを進める必要がある．

一．医療提供者と国民・患者は，安心で健康なライフサイクルを支える社会の共通資本である国民皆保険の維持・発展に努めなければならない．そのためには，医療費の効率的な使用，保険者機能の強化，世代内・世代間の負担と給付の公平化などによる保険財政の安定化を進める必要がある．

この「福岡宣言」は，第26回日本医学会総会の最終日にあたる2003年4月6日（日）に行われた特別シンポジウム「日本の医療の将来」の討議内容その他を集約し，今後の日本の医療の指針となることを願い，同総会の「閉会式」の席上にて発表されたものです．

はじめに

日本の医療危機
医療の原点を守るために何をなすべきか

杉岡　洋一

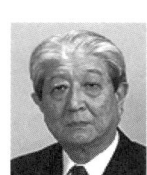

| 杉岡　洋一 | 第26回日本医学会総会会頭
九州大学名誉教授・前総長 |

略歴
1958年	九州大学医学部卒業
1970年	アメリカ合衆国ペンシルヴェニア大学に留学（文部省在外研究員）
1977年	九州大学医学部助教授
1983-1996年	九州大学医学部教授（整形外科学講座）
1993-1995年	九州大学医学部長
1995-2001年	九州大学総長
1998-2003年	第26回日本医学会総会会頭
2001年	九州大学名誉教授
2001-2005年	独立行政法人労働者健康福祉機構九州労災病院院長

1972年　大腿骨頭壊死症に対する新術式大腿骨頭回転骨切り術を考案．
sugioka's osteotomyとして世界にその名を知られ，米国15大学を筆頭に23か国60大学で客員教授として講演，手術公開を行った．その他，新外反骨切り術を考案した．

はじめに
日本の医療危機
医療の原点を守るために何をなすべきか

杉岡 洋一
第26回日本医学会総会会頭, 九州大学名誉教授・前総長

　1998年に第26回日本医学会総会会頭に指名され，5年後の総会の企画を行うなかで，医学は生命科学の飛躍的進歩による遺伝子レベルの医療，再生医療など大変革期を迎えると同時に，医療面では国家財源の窮迫を理由に医療費の削減策がとられるようになった．その一方で，総合規制改革会議では医療を市場原理に委ねることで，サービス改善，医療費節減がもたらされるとし，株式会社の参入や混合診療解禁など，わが国にとって最悪のアメリカ型医療の追従を求める答申がなされ，医療は危機的状況を迎えていた．

　医学の進歩は医療の高度化複雑化を招き，多くの人手を要すると同時に先進機器の購入で，当然医療費の高騰は免れない．その中での医療費の削減は人件費の抑制に繋がり，将来の医療の質と安全性の低下が大いに危惧される．また，削減策の方策としての包括医療の導入は医療の原点を脅かす事態を招くことになる．

　そのような医療の危機的状況が醸し出されるなかにあって，第26回日本医学会総会は各医学分野の基礎・臨床研究成果とその最先端を検証し，他分野との連携融合による新研究分野の開拓と将来展望を行うという本来の主たる意義に加え，医学の実践の場である医療，なかでも制度問題を大きく取り上げることにした．

1. 日本医学会総会の基本理念

　21世紀最初の第26回日本医学会総会は，前述のごとく正に医学・医療

が大変革期を迎える中での開催となった．

そこで，総会の基本理念を「人間科学　日本から世界へ―21世紀を拓く医学と医療　信頼と豊かさを求めて―」と定め，生命科学の飛躍的進歩で医学医療がかってない変貌を遂げるなかで，その原点である人間を見失うことなく，心を持った人間を総合的に理解する「人間科学」の視点を医学・医療の基盤に据えることとした．そして永らく欧米医学に学び育んだ日本独自の優れた医学と，東洋的価値観に根ざした人間の営みとしての医療を世界に向けて発信すべきとの思いが「日本から世界へ」に込められた．

この理念を軸に，最先端の医学・医療の学際的検証に加え，医療制度に関する企画が大幅に取り上げたのが，本総会の特徴であった．

具体的には，特別シンポジウム「日本の医療の将来」を企画し，厚生労働大臣，日本経済団体連合会代表，日本医師会長，日本医学会長，日本看護協会長，全国町村会長，健康保険組合連合会副会長などの参加のもと，主会場で4時間半の討議を尽くした．また，総会展示は「社会が育てる医学と医療」をテーマに学術・公開展示を行い，医学会総会初の医学生企画として，「21世紀の医療」などが行われるとともに，"医療と社会との接点づくり"を意図した「医療と健康市民出前セミナー」が総会前9か月間実施された．

これらの企画をもとに，総会を通じて論議された「医療のあるべき姿」を総括して「福岡宣言」として纏め最終日に発表した（「福岡宣言」は本書巻頭に収載）．

しかし，医学会総会終了後も医療の危機的状況は改善されるどころか，むしろ悪化の一路を辿り，その将来は極めて暗く，まさに医療の原点が失われつつある．ヒポクラテスの誓い，緒方洪庵の説く医療，すなわち医師が己の利害を超えて全知全能を傾け，病める人に最善，最良の医療を行う，その医療が行われ難い環境，すなわち医師の裁量権が失われ，算盤片手に上手に世渡りする医師のみが生き残る社会を迎えようとしている．

健康は国民の最大関心事であり，医療は国民のためにあり，国民のものであって，無論医療人のものでもなく，ましてや政治家や官僚のものでもない．しかし，わが国の医療制度は，主に財務省，厚生労働省，日本医師

会（すべての医師が加入していない）で政策決定され，純学問的医療制度・政策研究が不十分であった．そこで，九州大学では1994年に医学研究科に医療システム学講座を，2001年に専門大学院・医療経営管理学専攻を創設した．だが，創設後日が浅いため，医療政策に十分な影響力を与えるには至ってはいない．いずれにしても「医療のあるべき姿は」国民が決めるものであり，決して医療を市場の利益，利潤の対象とすべきものではない．

2．市場原理に委ねられた医療の歪み

　市場原理に委ねられた米国の医療は，民間医療保険会社の利潤追及の標的としての医療であり，高額の保険料を支払えない，あるいは健康人よりは高額な保険料を課せられる病弱な人々は無保険者としてとどまり，なんと国民の7人に1人は無保険者であって，満足な医療が受けられない環境に置かれている．米国の医療は入院期間が極めて短く，効率的とされているが，大学病院や大病院に隣り合わせ，あるいは廊下続きで一流ホテルが併設され，術後短期日で退院させられた患者は，高額な宿泊費を負担してホテルに宿泊し通院しているのが実情である．すなわち，医療として当然保険で賄うべき部分を，患者あるいはその家族に転嫁しているのが利潤追求型の米国医療である．

　より悲劇的なことが米国整形外科学会，とりわけ私の専門分野である股関節外科で起きている．それは患者の股関節を残して機能を温存できる優れた手術法（関節温存手術）があるにもかかわらず，20歳という若年者からすべて人工股関節置換術を行うという，患者が被る将来の悲劇に目を閉ざす医療が現実に行われていることである．人工股関節置換術の年齢適応は，関節リウマチなど多関節が侵される特殊な疾患を除いて60〜65歳以上とされているのは，活動性の高い若壮年者に人工股関節置換術を行えば10〜15年で骨が破壊吸収されて人工関節の緩みが生じ，人工関節の入れ替え（再置換手術）を必要とするためである．再置換術後は初回手術よりも短期間で再び緩みが生じ再々置換術を余儀なくされ，その度に手術は困

難を極め，感染の危険も高く股関節機能の荒廃を招く．「優れた関節温存手術があるのに何故人工股関節置換を行うのか」，と問えば「優れた関節温存手術は，後療法などのため入院期間が長くなることと安易に行われる医療訴訟で，もはや行いたくても行えない社会になってしまった．」というのが答えである．医療を民間保険会社から医師の手に取り戻そうという運動が行われていることも，むべなるかなである．

3．日本の医療を考える

　最近わが国でも米国の民間医療保険会社が用いる包括医療，すなわち検査を省き，安価な治療を行えば行うほど利益が挙がる仕組みとして，疾患ごとに定額の医療費を支払う制度や短期入院加算などの手法が導入されており，病院経営の観点からは，早晩人工股関節置換術偏重の医療となることが危惧される．

　日本の医療は，総合規制改革会議が主張するように効率が悪いのであろうか？　むしろ世界一効率の良い医療が行われていると言っても過言ではない．すなわち，健康寿命は世界一で，かつ世界保健機関（WHO）の総合評価でも日本の医療は世界一である．その反面，医療費はGDP比で米国の1/2で，先進7か国中最下位を英国と競っており，効率の最も良い医療と言えるからである．その成果は国民皆保険制度と病院100床当たり米国の1/6の医師，看護師数で診療を行っている，言うなれば医療人の犠牲によるものである．

　医療費31兆円のうち，歯科医療，介護その他を除いた一般診療医療費は24兆円で，その中の40% 約10兆円は薬剤費，医療材料費，調剤薬局の調剤費その他で企業に還元されており，設備費と人件費に使われている残りの14兆円に主として医療費削減が行われているため，この削減は人件費の節減につながり，医療の質と安全を脅かすことになる．

　サッチャー前首相が効率の名のもとに医療費に大鉈をふるい，大幅な医療費削減を行った英国では，医師が他の英語圏国に脱出し，患者は癌と診断されても手術に数か月待ちという最悪の医療のため他国へ脱出する，医

師と患者の輸出,そして他国の医師の輸入といった事態を招いた.この悲惨な医療を目の当たりにして,ブレア首相は5年間で医療費の50％増しを公約した.現状では先進国の中で極端な医療費の削減策を採っているのは,唯一日本である.

米国と英国の悲劇をわが国で再現するか否かは,懸かって国民の選択にあると言える.その選択を正しく行うためには,国民がわが国の医療の現状を正しく把握することが必須である.そこで,第26回医学会総会後次期第27回総会までの毎年1回,一般人を対象とした「医療に関するポストコングレス公開シンポジウム」を開催し,わが国医療の現状認識の啓発に努めてきた.むろん,この医療の危機的状況に際して,依然として医療制度・政策に無関心すぎる医療人の反省と,喚起を促すことは当然である.

4. おわりに

第1回は福岡で「医療と社会の接点をつくろう」―あなたの健康を守るのはだれ?―と題して,2004年1月17日に福岡で開催し,小冊子にまとめ関係機関に配布した.

本書は,去る2005年1月22日「どうする日本の医療」と題して東京よみうりホールで開催された第2回 ポストコングレス公開シンポジウムの内容を,記録として纏めたもので,文化勲章受賞者で,学士院会員の宇沢弘文東京大学名誉教授の基調講演「社会共通資本としての医療」をはじめ,極めて格調の高い,しかもわが国の医療を理解するうえで,十分な内容となっている.是非,多くの国民の方々にご一読いただき,"医療のあるべき姿"を熟思のうえ"豊かで信頼に満ちた,明日のわが国の医療"の構築に積極的に参加し,ご尽力くださることを心から願うものである.

基調講演
ヒポクラテスの誓いと社会的共通資本としての医療

宇沢 弘文

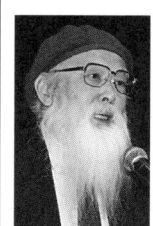

宇沢　弘文	東京大学名誉教授，日本学士院会員
略歴	
1948 年	第一高等学校理科乙類卒業
1951 年	東京大学理学部数学科卒業
1951-1953 年	同　特別研究生
1956-1964 年	スタンフォード大学(経済学部)　助手，助教授，準教授
1960-1961 年	カリフォルニア大学(経済学部)助教授
1964-1969 年	シカゴ大学経済学部　教授
1969-1989 年	東京大学経済学部　教授
1980-1982 年	同　学部長
1989-1994 年	新潟大学経済学部　教授
1994-1999 年	中央大学経済学部　教授
1999-2002 年	国連大学高等研究所　特任教授
2003 年 -	同志社大学社会的共通資本研究センターシニア・フェロー

〔第26回日本医学会総会ポストコングレス公開シンポジウム
「どうする日本の医療」講演レジュメから転載〕

基調講演

ヒポクラテスの誓いと社会的共通資本としての医療

宇沢　弘文
東京大学名誉教授，日本学士院会員

　私は最近，営利企業の医療への参入が話題となっていることに対して，言葉に言い表しがたい衝撃を受けている．人間の営みのなかでもっとも神聖かつ純粋な医療を，営利という世俗的目的をもつ組織が行うという非常識，非倫理的な問題提起がなされること自体，現在の日本社会の荒廃がいかに深刻で，人々の心がいかに荒みきってしまっているかを如実に示しているからである．

1. ヒポクラテスの誓いと医の倫理

　すでに紀元前5世紀，高度の科学的知見とすぐれた職業的倫理観をもっていたギリシャ医学を集大成したのが，52冊からなる『ヒポクラテス全集』である．そのエッセンスを象徴的にあらわしたのが，ヒポクラテスの誓いである．

　「医神アポロン，アスクレピオス，ヒギエイア，バナケイア及び全ての男神と女神に誓う，私の能力と判断に従ってこの誓いと約束を守ることを．

　この術を私に教えた人を我が親の如く敬い，我が財を分かって，その必要あるとき助ける．…私は能力と判断の限り患者に利益すると思う養生法をとり，悪くて有害と知る方を決してとらない．頼まれても，死に導くような薬を与えない．それを覚らせるようなこともしない．…いかなる患家を訪れるときも，それはただ病者を利益するためであり，あらゆる勝手な

戯れや堕落の行いを避ける．女と男，自由人と奴隷の違いを考慮しない．医に関すると否とに関わらず，他人の生活についての秘密を守る．この誓いを守り続ける限り，私はいつも医術の実践を楽しみつつ生きて，全ての人から尊敬されるであろう．もしもこの誓いを破るならば，その反対の運命を賜りたい．」

　ヒポクラテスの誓いを現代的な言葉にあらわしたのが，1948年，世界医師会によってつくられた医師の倫理を規定したジュネーブ宣言である．

　医師として，生涯をかけて，人類への奉仕のためにささげる，師に対して尊敬と感謝の気持ちをもちつづける，良心と尊厳をもって医療に従事する，患者の健康を最優先のこととする，患者の秘密を厳守する，同僚の医師を兄弟とみなす，そして力の及ぶかぎり，医師という職業の名誉と高潔な伝統を守りつづけることを誓う．

　つい最近までは，医学校を卒業して，医師として道を歩み出そうとするとき，ヒポクラテスの誓いあるいはそれに準ずる誓いを誓うことが義務づけられていた．現在では，このような形式的な儀式は必ずしも一般的ではなくなったが，しかし，各人がそれぞれ，ヒポクラテスの誓いの精神を自らの心に深く刻み込んで，医師としての職業を全うすることを誓うのは，洋の東西を問わず，職業としての医師を志すときにもっとも重要なこととされている．

　しかし，現実に，医師が医療行為を行おうというとき，ある医療機関に属して，さまざまな医療機器，医薬品などを使い，看護師，検査技師をはじめとするコメディカル・タッフの助けを借りなければならない．また，医療施設を管理，維持するために必要な人的費用，光熱水料などの維持費，さらに，借入金の返済，施設の建設，医療機器の購入にともなう資本的経費の償却費などの支出を必要とする．医師の場合，自らの医学的知見をつねに up-to-date なものとし，新しい技術を修得するために，多くの時間，労力，費用を必要とする．そして，医師もまた一人の人間である．家庭をもち，子どもを育て，自らの人間的資質の再生産，さらには老後の生活の準備をしておかなければならない．このような諸々の費用を考慮に入れたうえで，それぞれの医療機関の経営的なバランスが維持されなければなら

ない．このとき，ヒポクラテスの誓いに忠実に医療を行ったときに，医療機関の経営的安定，あるいは個々の医師やコメディカル・スタッフの生活的安定を維持することができるであろうか．医学的最適性と経済的最適性とは両立することが可能であろうかという問題が当然提起されるわけである．

2．社会的共通資本としての医療

　この設問に応えるために，社会的共通資本としての医療という考え方を強調したい．社会的共通資本は，一人一人の市民の人間的尊厳を守り，魂の自立を保ち，市民的自由が最大限に確保できるような社会を形成するために基幹的な役割をはたすものである．言い換えれば，社会的共通資本は，一つの国ないしは社会が，自然環境と調和し，優れた文化的水準を維持しながら，持続的なかたちで経済的活動を営み，安定的な社会を具現化するための社会的安定化装置と言ってもよい．社会的共通資本はどのような所有形態をとろうと，その管理，運営は決して官僚的基準にしたがって管理されてはならないし，また，市場的基準によって大きく左右されてはならない．それぞれの社会的共通資本にかかわる職業的専門家集団によって，専門的知見と職業的倫理観にもとづいて管理，運営されなければならない．個々の社会的共通資本についてみると，大きな経営的，資本的赤字が発生するのが一般的であって，それは原則として，基本的には税収によって補填されるべきで，補足的に社会保険制度などを通じて処理されるべきである．

　社会的共通資本の基本的性格をこのように理解するとき，大気，森林，水，土壌，河川，海洋などの自然環境，道路，交通機関，上下水道，電力・ガスなどの都市的インフラストラクチャー，そして医療，教育，金融制度などの制度資本が社会的共通資本の重要な構成要素であることは明らかであろう．これらの社会的共通資本はいずれも市民一人一人の人間的尊厳を守り，魂の自立を支え，市民の基本的権利を最大限に維持するために，不可欠な役割をはたすものである．

社会的共通資本のもっとも重要な構成要素が医療と教育である．医療は，病気や怪我によって，正常な機能をはたすことができなくなった人々に対して，医学的な知見にもとづいて，診療を行うものである．他方，教育は一人一人の子どもたちが，それぞれもっている先天的，後天的能力，資質をできるだけ育て，伸ばし，個性豊かな一人の人間として成長することを助けようとするものである．どちらも，人間が人間らしい生活を営むために，重要な役割をはたすもので，決して市場的基準や官僚的管理によって支配されてはならないものであることを重ねて強調したい．

3. 日本の医療制度

ひるがえって，現行の日本の医療制度を考えてみたとき，はたして社会的共通資本としての医療という観点から望ましい制度であろうか．需要面からみるとき社会的健康保険制度がある程度，社会的共通資本としての医療の理念を具現化したものであったが，近年，もっぱら財政的の動機にもとづく制度改悪が行われて，その理念的な側面が大幅に崩れつつある．供給面からみるとき，日本の医療制度は矛盾に満ちている．よい医療を供給しようとすると，その病院は経営的にきわめて困難となる．その主な原因は診療報酬制度にある．実際の医療行為に決定的な影響を与えかねない診療報酬点数表はもっぱら政治的ないしは財政的な動機に基づいて官僚的に決められている．医師，看護師などの技術料が極端に低く抑えられている反面，過剰ないしは無駄な投薬，検査が一般化し，その結果として医療の実質的内容を大きく歪め，医師の職業的倫理の維持，専門的能力の発展に大きな障害となっている．

　診療報酬点数表では，医師，看護師などの技術料が極端に低く抑えられている．日本の医師の技術料は，米国の医師の2割程度である．他の先進諸国にくらべても，半分ないし，それをはるかに下回る．しかも，労働条件は比べものにならないほど過酷である．その反面，投薬，検査に対する点数がきわめて高く設定され，その結果，日本の薬価は国際水準の2倍あるいはそれをはるかに超え，医療費に占める医薬品の比率は20パーセン

トを超え，米国の約2倍である．医療周辺産業の利益は，深刻な経済的不況にもかかわらず，高い水準を維持している．とくに，大手製薬会社についてこの傾向が顕著である．

　2002年4月1日，医療費の2.8パーセント削減という政治的な要請を満たすために強行された診療報酬体系の改定は，これまでの改定のなかでも，とくにその弊害が顕著である．たとえば主な手術について，年間基準手術数が恣意的に決められ，それを満たさない病院は診療報酬が30%減額され，手術ができなくなるのではないかと危惧されている．国立大学の付属病院でもこの基準を満たしていない場合が少なくない．また，180日を超える入院に対する診療報酬も原則として，入院費部分が15%カットされる．これはとくに高齢者にとって大きな影響を及ぼす．

　これまで心ある医師，看護師たちの献身的な努力によって辛うじて支えられてきた優れた医療機関の多くが，いま経営的にきわめて困難な状況に置かれ，日本の医療の全般的崩壊が必至なものとなりつつある．もともと医療は，直接，間接の経済的な波及効果が大きい．今回の改定は，被用者本人の一部負担の2割から3割への引き上げ，政府管掌健保の保険料率の7.2%から8.2%への引き上げと相まって，有効需要を大きく引き下げ，不況的状況を決定的に悪化させるものでもある．このような観点からも，今回の改定ほど，非倫理的，反社会的，不経済的なものはないと言ってよい．日本の医療制度の改革が現在もっとも緊急度の高い政治課題であることは国民の多くが共通してもっている認識である．しかし，それは診療報酬点数表の改正，健康保険制度の見直しなどの微縫策によっては解決できない．より抜本的な解決の道が求められている．

　まず現行の診療報酬制度を改革して，医師が医学的見地から最適と考える診療行為を行ったとき，各医療機関が経営的に可能になるようなものにしなければならない．そのさい問題となるのは，各医療機関ないしは個々の医師が高い職業的能力と倫理観をもち，常に医学的見地から最適と考える診療行為を行っているか，さらに医療資源が効率的に配分されているかをどのようにして判断するかである．これは決して厚生官僚が行政的観点から行うものであってはならないし，ましてや儲かっているかどうかとい

う市場的基準によって左右されてはならない．営利企業が医療を儲けの対象として営業活動を行うというのはまったくの論外であると言ってよい．このような判断を社会的な見地から適切に下すことのできる機関の創設ないしは既存の機関の補充強化が不可欠である．

　医療の財源については，国民健康保険，老人医療，介護保険の制度を参考にしながら，広く一般の方々の考えを聞いて，慎重に決めるべきである．このとき，欧米の先進諸国の例にならって，所得税の一部を各個人の選好にしたがってある特定の病院や学校に対する寄付に充てたり，あるいは病院や学校に対する相続財産の遺贈は全面的に非課税とすることが望ましい．後者の税制特別措置は現に存在はするが，厳しい行政的な条件が付けられているだけでなく，1年以内に使いきらなければならなくなっていて，基金として組み入れることは認められていない．

　いずれにせよ，いまもっとも望まれていることは，現行の医療制度を，医学教育，研究の面も含めて，徹底的に改革して，医学的最適性と経済的最適性とが両立できるような制度を実現することである．

第26回日本医学会総会公開シンポジウム

日本の医療の危機

鈴木　厚

鈴木　厚	川崎市立川崎病院・地域医療部部長
	北里大学医学部非常勤講師
	略歴
	1980年　北里大学医学部卒業
	1984年　同　大学院卒業
	1984年　同　医学部病院
	1990年　川崎市立川崎病院内科
	2000年　同　総合診療部長
	2001年　同　地域医療部部長

第26回日本医学会総会公開シンポジウム
日本の医療の危機

鈴木　厚
川崎市立川崎病院・地域医療部部長

　市立川崎病院の鈴木と申します．しばらくの間お付き合いのほど，よろしくお願いします．

　皆さん，十分に知っていると思いますが，今は大変な不況の時代であります．経済は良くない，政治も良くない，教育も良くない，そしてまた医療についてもあまり評判が良くない．どうして，このように医療の評判が良くないのか．医療は医師と患者との信頼関係によって成り立っています．ですからこの両者の信頼関係が崩れるということは，医療そのものの崩壊を意味することになります．この医療の評判の低下を是正できるのか．これらについて，今回はまず国家予算という大きな視点から考えてみたいと思います．

1. 国家予算からみた国民医療費

　皆さんは自分の家の家計については十分にわかっていると思いますが，国の家計，国家予算については，あまり知らないと思います．それでこの図1を出したわけです．2004年度の国の収入ですが，所得税が17%，消費税12%，法人税11%が収入となって国の財政は成り立っているのです．

　図2は国の支出ですが，社会保障に23%，その6割が医療費です．先ほど，収入の4割ぐらいが国債でした．国債というのは，いわば借金ですから，この支出の中の国債の部分はかつての借金を返しているということになります．このように国家予算は非常に財政難ですので，政府は最近"三位一体"という政策を言っていますが，これは地方交付税の減額を意味し

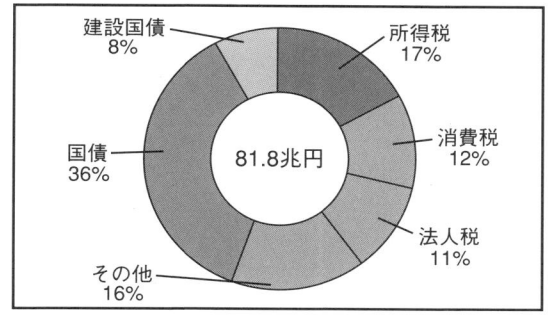

図1　国家予算一般会計歳入（2004年度）

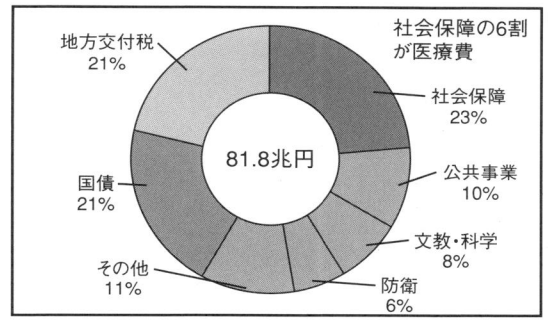

図2　国家予算一般会計歳出（2004年度）

ており，さらに支出の中の社会保障を何とか減らしたいというのが国の政策の本音だと思います．

　図3は国民医療費ですが，31兆円のうち本人負担が15%，本人負担の保険料が30%，事業主負担の保険料が22%です．ここに地方負担と国庫負担がありますが，政府はこの国庫負担8兆円を減らしたいわけです．つまり医療費抑制政策の考えがあるわけです．

　図4は1980年と2002年の国民医療費の負担を比較したものです．かつて国庫から30%出していましたが，今は25%になっており，この差額は約1兆800億円ぐらいです．地方も財政難ですから，今後，減額されると思います．また，不況ですから事業主負担が減っています．そうしますと患者負担，つまり家計からの支出が増える，いわゆる個人負担が増えることになります．

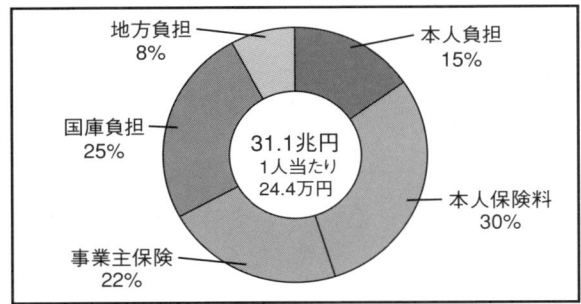

図3 国民医療費(2002年)

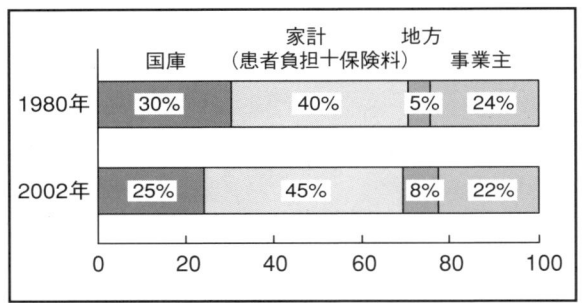

図4 医療費の国庫負担は20年間で5%引き下げられた

　また，医療費を少なくするためには，例えば風邪をひいたときに，今まで1,000円だった治療費を500円にすれば医療費は半分で済みます．ですから診療報酬を下げるという方法があるのです．

　図5は国民医療費の年次推移を示したものですが，かつて国民医療費は1兆円ずつ伸びていましたが，2000年度には下がって以後3年連続して並行状態です．老人が増え医学・医療の進歩があって，医療器材も高くなっているのに，総医療費はこの数年間ほとんど変わっていません．

　1997年に厚生労働省は「2000年度の国民医療費は38兆円になり，2010年度には68兆円になる」という予測データを流しました．しかし，実際には2000年度は30.4兆円にしかならなかったのです．

　つまりこのような情報操作が行われたのです．8兆円サバを読んで，「医療亡国論」という言葉まで出ました．今はさすがに2000年度の予測値は

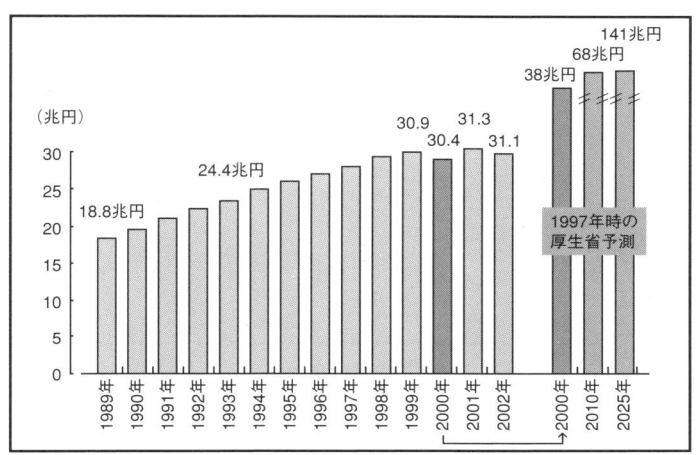

図5 国民医療費の推移

使っていませんが，2010年度には68兆円になるという予測はいまだに訂正されずに流されています．

2．他産業からみた国民医療費

国民医療費30兆円と聞きますと，非常に大きな金額で何と比較したらよいのかわからないわけですが，図6に示すように日本の土地家屋が3,114兆円，銀行に預けているお金が1,200兆円，郵便貯金365兆円，そして公

有形資産残高	3,114 兆円
個人保険金額	1,400 兆円
個人金融資産	1,200 兆円
財政投融資	365 兆円
建設投資額	85 兆円
公的年金	40 兆円
パチンコ産業	30 兆円
国民医療費	30 兆円
葬式産業	15 兆円

図6 国民医療費との比較

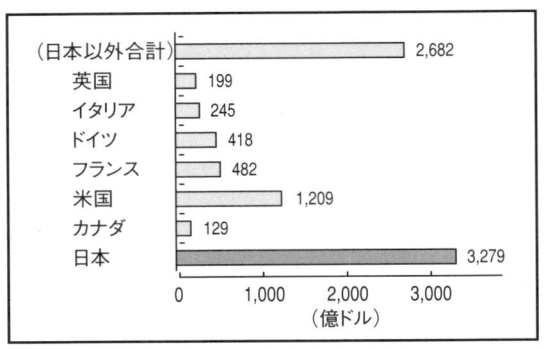

図7　各国の公共事業費(1995年，土地代を除く)

共事業費が85兆円です．今，年金が大きな問題になっていますが，年金は40兆円なのです．医療費の30兆円よりも10兆円も多いのです．

では，なぜ国民医療費が問題にならないかと言いますと，年金が将来払えないことがバレたから騒がれるわけで，国民医療費については，まだ大きな問題にはされていませんが，先ほど宇沢先生がおっしゃったようにパチンコ産業と同じくらいの規模なのです．また，不思議なことに葬式産業が，ちょうど国民医療費の半分の15兆円です．

葬式代は東京都の平均が450万円，日本全国では350万円と，どういうわけか死亡する前のお金，つまり医療費はケチるのですが，亡くなった後はまったくケチらないという，日本は不思議な国なのです．

図7は各国の公共事業費を比較したものです．日本はサミット参加国の日本以外の全部の国のものを加えた金額よりも多くの公共事業費を使っています．もし，これを欧米並みにして，それを医療費に振り向ければ，ほとんど医療費はかからないことになります．

3. 国民医療費の国際比較

図8はよく使われる図ですが，各国の国民1人当たりの医療費の比較です．日本は第7位，GDP比で見ますと19位です．しかし，これにはトリックが隠されています．と言うことは，日本は皆保険制度ですから患者数が

日本の医療の危機　25

1人当たりの医療費（万円）			対GDP比（%）		
1	スイス	45	1	米国	14.0
2	米国	42	2	ドイツ	10.5
3	ドイツ	32	3	スイス	10.2
4	ノルウェー	30	4	ノルウェー	9.7
5	ルクセンブルク	29	5	カナダ	9.6
6	デンマーク	28	6	スウェーデン	8.6
7	日本	28	7	オランダ	8.6
8	フランス	27	8	オーストラリア	8.5
9	スウェーデン	26	9	ポルトガル	8.3
10	オーストリア	24	10	アイスランド	8.2
11	アイスランド	24	11	デンマーク	8.0
12	オランダ	23	12	オーストリア	8.0
13	ベルギー	22	13	ノルウェー	7.9
14	オーストラリア	20	14	ベルギー	7.8
15	カナダ	20	15	イタリア	7.8
16	フィンランド	19	16	フィンランド	7.4
17	イタリア	17	17	スペイン	7.4
18	英国	14	18	ニュージーランド	7.3
19	アイルランド	14	19	日本	7.2
20	ニュージーランド	14	20	チェコ	7.2

図8　国民医療費の国際比較（1996年）

非常に多いわけです．ですから国民1人当たりでななく患者1人あたりに直しますと，日本は先進国の中でダントツに最下位なのです．

4．国民1人あたり受診回数，医療費の各国との比較

　図9は国民1人が1年間に何回医療機関を受診するかを示していますが，日本は21回です．欧米では5回ぐらいです．そして，日本では1回当たりの診察料，いわゆる医療費は保険など全部を含めても7,000円，米国では62,000円，スウェーデンでは89,000円と，欧米では非常に値段が高いわけです．つまり，日本の医療は薄利多売方式で何とかやっているということです．

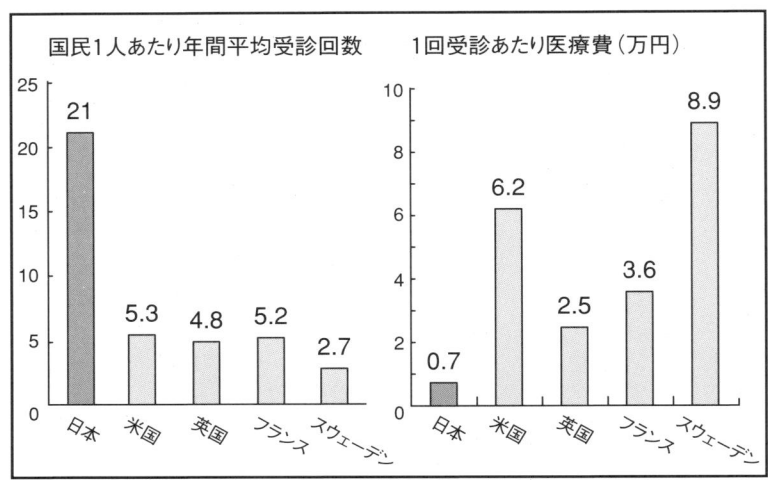

図9　国民1人当たり年間平均受診回数と1回受診当たりの医療費（万円）

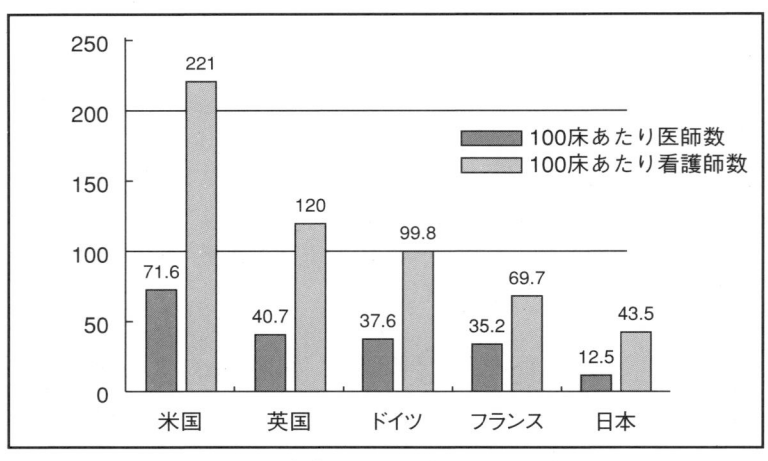

図10　各国における100床当たりの医師数，看護師数

5．医師数，看護師数

100床当たりの医師の数を諸外国と比べますと（図10），日本は12.5人，米国は71.6人です．看護師の数は日本が43.5人，米国は221人です．医療

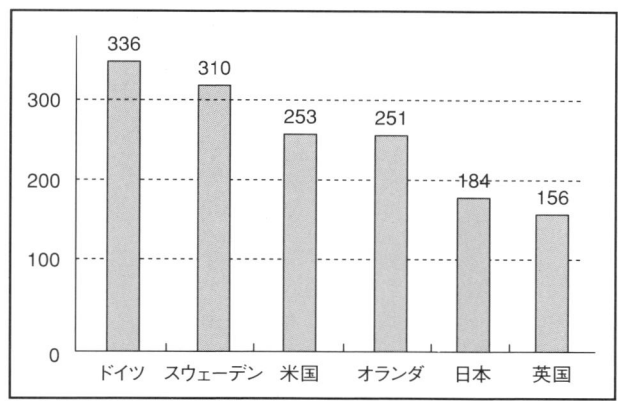

図11　人口10万人当たりの医師数

にとって大切なのはマンパワーです．日本はそのマンパワーが非常に少ないのです．ですから診察までの待ち時間が長くなるのはあたり前の話だと思います．

　日本ではベッド数が多いから100床当たりの医師の数が少ないという意見がありますが，人口10万人当たりの医師の数を比べますと（図11），ドイツは336人で，日本は184人です．英国は156人で日本よりも少ないのですが，英国の場合は患者数が少なく，医師があまり働かないという現状があります．ですから，数字のうえではこうなっていますが，英国の医師に1日何人ぐらいの患者さんを診ているかと聞くと，10人とか，20人という答えが返ってきます．「僕なんか50〜70人だよ」と言うと，びっくりするわけです．

6．入院費用・救急隊費用と病院経営収支

　図12は各都市で盲腸になった場合の費用を比べたものです．ニューヨークでは1日入院して243万円です．日本では1週間入院して37万8,000円と，日本の医療費は非常に安いわけです．しかも患者さんをきちんと回診して，1日何回も顔を出しても，これほど安いのです．

都市	費用(万円)	入院日数	都市	費用(万円)	入院日数
1 ニューヨーク	243.9	1	12 ペキン	44.8	4
2 ロサンゼルス	193.9	1	13 パリ	47.7	2
3 香港	152.6	4	14 ローマ	46.4	2
4 ロンドン	114.2	5	15 フランクフルト	42.5	7
5 台北	64.2	5	16 日本	37.8	7
6 マドリット	57.3	3	17 ホーチミン	32.8	4
7 バンクーバー	54.6	2	18 バリ	27.8	4
8 グアム	54.6	4	19 ホノルル	27.3	1
9 ジュネーブ	52.1	4	20 上海	23.4	4
10 ソウル	51.2	7	21 サイパン	21.2	2
11 シンガポール	50.9	3	22 バンコク	20.7	3

図12　盲腸手術入院の都市別費用　(AIU保険会社, 2000年調べ)

都市	費用(円)	都市	費用(円)
ニューヨーク	25,000+α	マドリット	11,000
サンフランシスコ	38,500+α	北京	17,000+α
ボストン	15,000〜20,000	上海	1キロ50
ロサンゼルス	15,000+α	バリ島	1,000〜3,600
ホノルル	13,500〜40,000)	バンコク	4,000
サイパン	5,000	クアラルンプール	6,000〜6,400
バンクーバー	4,000	シンガポール	2,000〜4,000
シドニー	11,000+α	東京	無料
ケアンズ	8,000〜	ローマ	無料(緊急時のみ)
ゴールドコースト	20,000+α	ロンドン	無料(緊急時のみ)
クライスチャーチ	4,000〜7,000	ソウル	無料(緊急時のみ)
ジュネーブ	41,000〜57,000	香港	無料(緊急時のみ)
パリ	23,000	台北	無料/民間は有料
フランクフルト	22,000〜73,000		

図13　救急隊利用の都市別費用　(AIU保険会社, 2000年調べ)

　図13は，医療とは直接関係ないのですが，日本の場合は，救急車を呼んでも無料です．テレビなどで米国の救急隊を見るとカッコいいのですが，しかし，実は，あれは有料です．ニューヨーク市では25,000円+α，そのほかのほとんどの国はお金を取っています．取らないところもありますが，これは緊急時のみです．命が大切だということはどこの国でも同じだと思います．そして日本の場合は，「命は大切だから無料にしよう」と

医業収支率		医業収益100対医業費用割合	
1994年	91.2	医業収益	100
1995年	92.3	入院	60
1996年	93.6	外来	35
1997年	93.1	医業費用	100
1998年	92.7	給与	54
		材料	32
医業収支率 = (医業収益/医業費用)×100		経費	7
		委託	6
		減価償却	6

図14　公的病院経営収支調査

	一般病院(912)		精神病院(128)	
	金額(万円)	%	金額(万円)	%
医業収入	17,635	100.0	10,139	100.0
入院		62.9		86.7
差額ベット		1.3		0.5
外来		32.7		11.6
医業費用	17,770	100.8	10,286	101.5
給与		52.4		66.1
医薬品		18.3		7.3
材料		7.3		0.6
減価償却		4.9		4.9
その他		18.7		22.6
医業収支差額	△134	△0.8	△147	△1.5

図15　一般病院の収支状況（1999年）

いう考え方ですが，世界標準では「命は大切だからお金を取ろう」となるわけです．どちらの考えが正しいかは別にして，このような大きな違いがあるのです．

　図14は公的病院の経営状況です．収益を費用で割ると，だいたい93％ぐらいです．つまり100円を儲けるのに106円かかっているのです．これは平均ですが，ほとんどの公的病院の経営は赤字ということです．

　図15は私立病院912，精神病院128の平均ですが，1か月に1億7,635万円の収入があり，かかった費用が1億7,770万円，差し引き134万円の赤字です．ですから病院経営というのは非常に難しいと言えます．

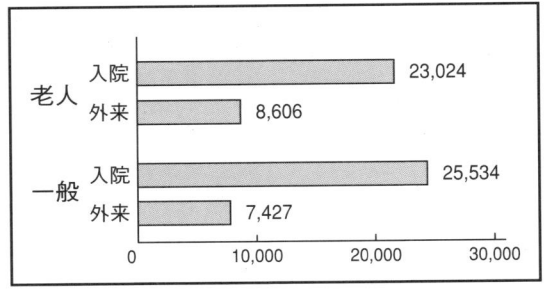

図16　1日当たりの診療費

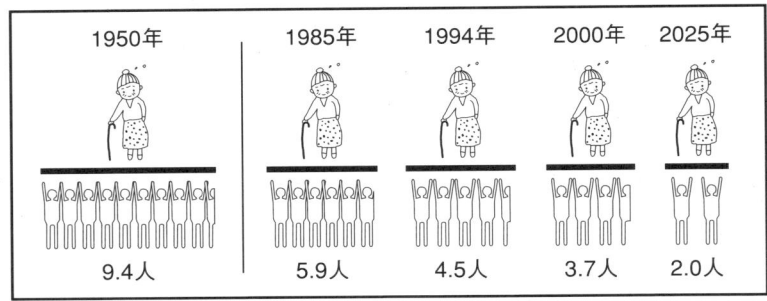

図17　御神輿を担ぐ人の割合

7．医療費を支える費用

　よく，政府あるいはマスコミが現在国民医療費の3割を老人医療費が占め，将来は6割になりますと言っています．しかし，どうしてそうなるのかということについては全く説明していません．老人が入院した場合の医療費，外来の医療費というのは，若い人と変わりないのです（図16）．つまりお年寄りになると病気になる頻度が上がるというだけのことです．しかし，「老人医療費が6割になったらどうするのだ」ということを言うわけです．そういうことを言うのは，今の日本を築き上げてくれたご老人に対して大変失礼なことだと，私は思います．

　図17は有名な「御神輿を担ぐ人の割合」です．現在は3.7人で65歳以上の老人を支えていますが，将来は2人で1人の老人を支えなければいけな

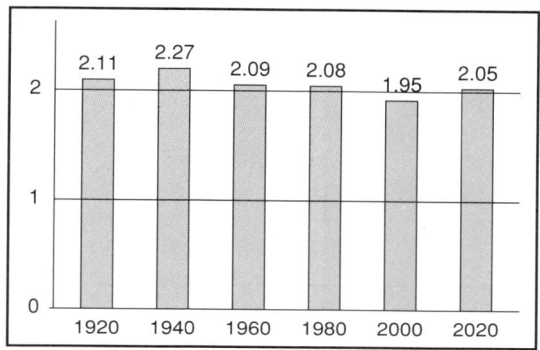

図18　1人の労働者が支える扶養人数

いようになるわけです．ただし，これは労働者を表しているわけではありません．単に年齢で割っているだけです．しかし，この図を見せられますと，少子高齢化で大変な世の中になるぞ，という気持ちになります．

政府は，まず年金の支給開始時期を遅らせました．60歳だったものを，65歳に引き上げました．公的年金の平均は17万円ですから，今受け取っている人とこれからの人では17万円×12か月×5年間として約1,000万円の違いが出てくるわけです．しかし，これは何の反対もなく国会を通ってしまったわけです．

それから老人医療費が70歳から75歳に引き上げられて，これで800万人が負担増になりました．この議案にも何の反対も出なかったのです．それは，この図を見せられていたからです．

しかし，よく考えてみれば，30年前，50年前と比べて，今のほうが生活は良いのです．今が良くないというのは不況のためです．働くことができれば，将来への不安は少ないと思います．

もう一つ，昔と今との違いは多くの女性が働いている点です．そして，65歳以上で働いている方も多いのです．ですから，先ほどの図は年齢で区切ったものでしたが，純粋に労働者1人が何人を扶養しているかをみますと（図18），今後20年間はほとんど変わらないというデータが出ています．ですから，先ほどの御神輿担ぐ人の割合の図で心理的に騙されてはいけません．

```
・厚生労働省 ➡ 財政再建に反する
 （財務省）    医療費を増やす，とんでもない
・保険組合  ➡ ない袖は振れぬ
・国民/患者負担➡3割の負担増
・医療機関  ➡ 診療報酬の減額
   医療機関の負担が増えた，人件費の削減
```

図 19　現在の医療政策⇒医療費抑制

```
・疾病構造が変化した
   感染症 ──→ 癌，脳血管障害，心疾患
      （老化が関与した疾患に変わった）
・医学，治療，検査の進歩
・治せない慢性疾患に膨大な医療費がかかる
・老人の増加
・治療の限界を医師も家族も了解しない
```

図 20　なぜ国民皆保険制度が限界となったか

8．医療費抑制政策

　現在の医療政策は医療費抑制政策です（図19）．厚生労働省，財務省は医療再建に反する，医療費を増やすなと言っています．健康保険組合は「ない袖は振れない」と言っていますが，実際には保養所などをたくさん持っているし，8％ほどの人が保険料を滞納しているのです．ですから，それを回収すればもっとあるはずです．それから国民，つまり患者さんは3割以上の負担は無理だと思います．そして，医療機関は診療報酬が下がって負担が増えています．医療機関で減らせるものは人件費ぐらいです．そのため医療機関の人は過労で倒れそうなくらい一生懸命働いているのです．

　どうしてこのようになったのかと言いますと，国民皆保険制度が限界に近づいてきたからです（図20）．国民皆保険制度ができた1961年ごろは，疾病の多くは感染症でした．感染症は抗生剤で治るか，治らないかの病気ですから，入院しても勝負は1週間もなかったわけです．しかし，今は疾

病構造が変化したこと，医学・医療の進歩によって，昔は諦めていた癌などが早期発見されて入院するようになりました．心筋梗塞などは夜中でも医師が3人ぐらいはすぐに集まって対応するようになりました．

それから慢性疾患に膨大な医療費がかかっています．例えば高脂血症の薬を20歳から一生のみ続けるとしますと，2,000万円ぐらいかかるのです．昔はなかったようないい薬がどんどん出ていますので，そういったものに医療費が取られていくわけです．

さらに老人が増えたこと，治療の限界を家族も医師も了承しないということがあります．いわゆる終末医療をどうするかという問題も，あまり議論されていません．

国民が医療についてどのように思っているかということですが，「日本の医療は高くて世界最低だ」と思われていますが，これは大きな間違いです．日本の医療は値段が安くて，世界最高なのです．従来，国民は医師に対して権威主義・金権主義だと見ていました．ですから，1964年に書かれた『白い巨塔』が，何回もリバイバルで放映されたわけです．しかし，今の医療現場ではこんなことはありません．

9. 医師への信頼性の低下，マスコミの報道姿勢のあり方

また，「生命にかかる値段は無料のはず」と国民は思っています（図21）．先ほどの救急車の発想です．一方，健康に対する関心は高いので，医師が言うことよりも，テレビで昼間にやっているような番組のキャスターが言うことを信じてしまうのです．そして，医療事故によって医師への信頼性が低下し，医療不信を作り出しています．

```
・日本の医療は値段が高く，世界最低と思っている
・医師に対し権威主義，金権主義とみている
・生命にかかわる医療費はタダのはずと思っている
・健康に関心が高く，最新医療に過度の期待を持つ
・医師への信頼性の低下．医療不信
```

図21　国民の医療への意識と誤解

```
・マスコミは第4の権力と言われ，影響力が大きい
・売れればよい，金に弱い弱点
・厚生労働省から情報をもらっており，厚生労働省に弱い
・弱者の味方との仮面を被っている
・魔女狩り的発想，医療バッシングの先頭に立つ
```

図22 マスコミの医療に対する姿勢

マスコミの医療に対する姿勢です（図22）．マスコミは「第四の権力」と言われるように，影響力が非常に強いわけです．しかし，売れればよい，金に弱いという欠点を持っています．

厚生労働省から情報をもらっているから，厚生労働省の言っていることをそのまま報道してしまう．いまだに「弱者の味方」という仮面をかぶり，何かあれば医療バッシングの先頭に立つ．そういうところが多々あると思います．

10. 日本の医療は世界最高

日本の医療は世界最高だということは，私が言っているのではなくて，WHOが言っていることです（図23）．日本は世界第1位，米国は世界37位だとしています．日本の医療が世界最高なのは，国民にとってであるということです．つまり，安くて最高の医療を国民が受けているのです．し

```
・平均寿命の高さ，乳幼児死亡率の低下
・医療費がきわめて安く，高度の医療
・公平性，フリーアクセスが保たれている
・日本は世界第1位，米国は世界第37位

・日本の医療は世界最高なのは，患者，国民にとってである
・医師，看護師ら医療従事者の努力のもとに成り立っている
 このことを誰も言わない，誰も知らない．
```

図23 日本の医療は世界最高（WHOが評価）

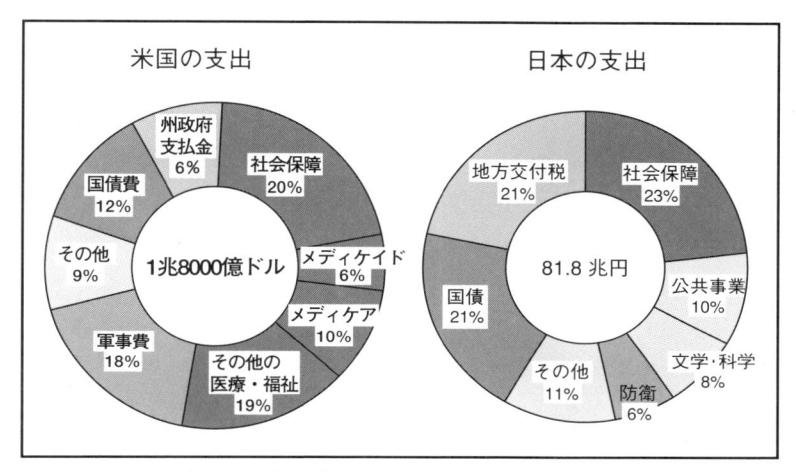

図24 米国の支出と日本の支出

かし，世界第1位の日本の医療が医師，看護師ら医療従事者の努力のもとに成り立っていると思っている人はあまりおりません．医療現場では一生懸命やっているのです．しかし，医療従事者の努力と自己犠牲的精神のうえに成り立っていることを誰も言わない．誰も言わないので誰も知らないです．

手術で徹夜をしても，朝になるとまた外来の診療をやるわけですが，そのようなことは知られていないわけです．現場の忙しさということを多少は知ってほしいと思います．

イラク戦争がありましたので，米国の支出と日本の支出，いわゆる予算を調べてみました（図24）．先ほど言いましたように，日本は社会保障費に総予算の23%を使っています．ただ，米国の社会保障はメディケイドという低所得者用の医療，それからメディケアという高齢者用医療，その他の医療も全部合わせますと52%になります．

米国は戦争を行っていますので，18%の軍事費を出していますが，日本は6%です．よく評論家が米国は軍事大国だと言いますが，このお金の使い方を見れば，米国はすばらしい福祉国家です．日本では，この福祉予算をまた削ろうとしているわけです．

11. これからの日本の医療

　日本の医療には大きな2つの流れがあります（図25）．1つは医療の質，安全性を高めてくれという国民の願いです．しかしながら，実際の医療政策は国民医療費の抑制です．この2つは両立しない，矛盾しています．ですから，現場のストレスと不満が多いのだと思います．

　そして，政府，財務省の考えは，国がお金を出したくないから患者さんの自己負担を増やすことと，診療報酬を引き下げようというものです．具体的に言えば米国のものまねで，株式会社や混合診療などを取り入れようということを考えているわけです．

　医療費抑制政策は医療の荒廃を招きます（図26）．このままでは医療の質や安全性が確保できません．患者さんの負担が増えれば，特に低所得者層が困ります．また，病院が廃院になれば，さらに困ります．10年間で8%

・医療の質，安全性を高めてくれ（国民の願い）
・医療費抑制政策（国の政策）
　この2つは両立しない，矛盾している

・政府，財務省の考え：患者負担増，診療報酬引き下げ
　（米国の医療のものまね：株式会社，混合診療）

図25　日本の医療における2つの大きな流れ

・医療の質，安全性が確保できない
・患者負担が増えれば，特に低所得の国民が困る
・病院が廃院になれば，周囲の住民が困ることになる
・病院が不採算部門を切り離し，儲けを追求すれば，医療難民を生じてしまう
・医師，看護師などの医療関係者のやる気の消失

図26　医療費抑制政策は医療の荒廃を招く

```
医療に対する患者満足度
    日本：32％
    米国：72％
世界最高の医療を安い医療費で提供しているのに，なぜ？
医療現場は，こんなに働いているのに，なぜ？

    どうぞわかってください

・医療人の資質よりも，マンパワーが少ないことが問題
・患者さんが満足する医療を提供するにはお金がかかる
・医療のほうが公共事業より経済効果，雇用効果は高い
 （1兆円の投資で6.6兆円の経済効果，73万人の雇用効果）
・医療費抑制政策を改めるべきである
```

図27　医療に対する患者満足度

の病院が廃院，あるいは外来だけに変わっています．これから先，もっと廃院は増えると思いますが，そうなると，周辺の住民が困るのです．また，病院が小児科や産婦人科といった不採算部門を切り捨てて儲けだけを追究するようになれば，医療難民を生じさせてしまいます．「どこの病院へ行ったらいいの？」ということです．

　それからもう一つ，非常に大きな問題として，医師・看護師の過労の問題があります．そのことからくる医療関係者のやる気の消失ということは非常に大きな隠れた問題だと思います．

　図27はある新聞社が調べた医療に対する患者さんの満足度です．日本では32％，米国では72％の人が満足していると出ています．日本では32％の人しか満足していないのです．米国は世界37位なのに72％が満足しています．日本は，これだけ良い医療を，安い値段で提供しているのに，「なぜ？」ということになります．医療現場は，こんなに働いているのに「なぜ？」ということです．

　なぜかと言いますと，よく医療事故などで医師が悪い，患者が悪いなどと細かいことが，噂話も含めてマスコミに出ていると思いますが，医療人の資質というのももちろんあります．しかし，マンパワーが少ないことが，日本の医療の一番の問題だと思います．患者さんが満足するような医療を

```
┌─────────────────────────────────────────────────┐
│  1）日本国を守る          ➡ 自衛隊： 27万人      │
│  2）日本人の生活を守る    ➡ 警察官： 26万人      │
│                            消防隊： 15万人      │
│  3）日本人の健康・生命を守る➡ 医　師： 25万人    │
│                            看護師：100万人      │
│  医療を安全保障と考え経済と連動して議論してはいけない│
└─────────────────────────────────────────────────┘
```

図28　医療はサービス業ではなく，国民の内なる生活（身体）を守る安全保障

提供するには，お金がかかるのです．やはり，良いものを作るためにはお金がかかるのです．

　それと，医療のほうが公共事業よりも経済効果，雇用効果が高いのです．1兆円の投資で6.6兆円の経済効果，73万人の雇用効果があると言われています．ですから，医療費抑制政策をやめるべきだと思います．

　医療は職業上「サービス業」に分類されています（図28）．しかし，医療はサービス業と考えるよりも，国民の内なる生活，つまり身体を守る安全保障のはずです．サービス業と考えると非常にお金がかかるわけです．しかし，正直言いますと，こちらはボランティア的な気持ちでやっているところがあって，そこにギャップがあるわけです．

　医療をどういうふうに考えるのかということですが，例えば自衛隊ということでは，できてから五十数年経ちますが，何もしてこなかった．何もしていないから自衛隊は要らないかと言うと，そうじゃない．自衛隊は国を守るために，あるいは災害時のために必ず必要です．ですから27万人の自衛隊員は，何もしなかったことがかえって世の中のためには良かったわけです．

　それから，人間の生活を守る警察官は26万人います．今度，治安が悪いというので1万人増やすそうです．警察官も働いてほしくないですよね．そういう社会がいいですよね．しかし，生活を守るために警察官や消防隊は必要なことです．

　それと同じように，日本人の健康・生命を守る医師25万人，看護師100

万人も安全保障として考えるべきことです．医療を安全保障と考え，経済と連動して論議してはいけないと思います．不景気だからと言って医療費を抑えるという考えは良くない．自分たちを守る医療・福祉といったものにはお金を出して，少しでも良いものを作り上げるべきではないか，というふうに考えるわけです．

　ご清聴ありがとうございました．

第 26 回日本医学会総会公開シンポジウム

英国の医療改革から学ぶ

近藤　克則

近藤　克則	日本福祉大学社会福祉学部　教授
	略歴
	1983 年　千葉大学医学部卒業 　　　　　東京大学医学部付属病院リハビリテーション部医員，船橋二和病院リハビリテーション科科長などを歴任
	1997 年　日本福祉大学　助教授
	2003 年　同　教授
	主著:「医療費抑制の時代」を超えて－イギリスの医療・福祉改革．医学書院，2004
	健康格差社会－何が心と健康を蝕むのか．医学書院，2005

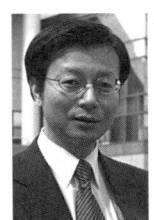

第26回日本医学会総会公開シンポジウム
英国の医療改革から学ぶ

近藤克則
日本福祉大学社会福祉学部・教授

　日本で医療制度改革と言えば，いかに医療費を抑えるのかという話が中心です．一方，英国では，医療費をむしろ積極的に拡大する医療改革に取り組んでいます（詳しくは「医療費抑制の時代－イギリスの医療・福祉改革」医学書院，2004参照）[1]．本日のテーマ「どうする日本の医療」を考える材料を提供するために，以下の流れで話を進めます．まず，英国が医療費拡大に方向転換をせざるを得なくなった医療の荒廃ぶりを紹介します．そして，それと日本の現状を比べ，日本医療に余裕が残されているのかを検討した後，医療制度を評価する基準や医療の質と効率の関係などについて考えます．最後に，英国の医療改革から，日本はどういうことを学ぶべきなのかを述べたいと思います．

1. 医療費水準からみた日本と英国の位置

　図1はOECD（経済開発協力機構）に加盟する国々が，GDP（国内総生産）のうち，どれくらいの割合を医療費として使っているかを比較したデータ（OECD Health data, 2005）[2]です．日本の医療費は高いというイメージを持っている人が多いのですが，実はOECD加盟諸国の平均よりも日本の医療費水準（7.9%）は低いのです．過去に比べて高くなっているのは事実ですが，同じような経済力を持つ他の国と比べた場合には，決して高くありません．
　国際比較研究をしてみると，国の経済力が豊かになるほど，つまりGDPが大きくなるほど，より多くのお金を医療に使っています．日本は

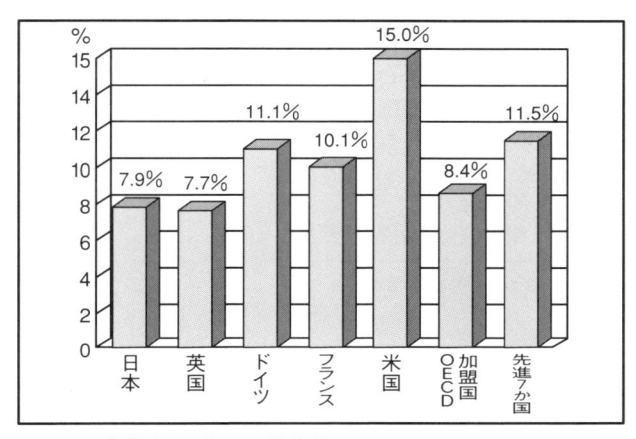

図1 医療費（GDP）の国際比較 （OECD Health Data, 2005から）

先進7か国の一角を占めていますから，先進7か国に限って比べるべきです．すると平均はさらに上がって平均で約10.0％，米国は15.0％も医療費に使っています．先進7か国でみると日本の医療費水準は第6位で，最下位の第7位は長い間英国でした．しかし，今年あたりに，この順位は逆転します．なぜなら英国は長い間，医療費を抑制してきたために，医療が荒廃してしまった．そのことへの反省から方針を転換しました．「医療を良くするには医療費を増やすことが必要だ」と，5年かけて医療費を実質1.5倍にする医療改革に取り組んでいるからです．日本が英国に追い抜かれて第7位になるのは時間の問題です．

2．サッチャーら保守党の医療改革

もし，日本が引き続き医療費を抑える政策を続けるならば，どのような事態が起きてくるか．それを考えるうえで，英国の改革前の状況は，たいへん示唆に富んでいます．当時の英国医療のあまりの荒廃ぶりを，あるジャーナリストは「英国は他の面では先進国だが，医療の状況は『第三世界並み』である」[3]とまで言いました（図2）．

まず，そこに至る経過を簡単にみてみます[1,4]．1979年にサッチャー首

> ・サッチャーら保守党の改革（1990）
>   ─Griffiths報告＝民間マネジメント手法の導入
>   ─内部市場（擬似市場）＝競争の導入
> ・それでも改善しなかった
>   ─待機者問題
>   ─人手不足
>   ─医療事故，満足度の低下

図2　第三世界並みの医療

相が政権について，いろいろなNHS（National Health Service, 国民保健サービス）改革をしました．1990年の大きなNHS改革の青写真を描いたのがグリフィス（Griffiths）卿でした[5]．この人は英国中に展開しているスーパーマーケットチェーンであるセインズベリーの会長です．サッチャーは数あるスーパーマーケットの中で，セインズベリーがいちばんのお気に入りだったそうです．そこでグリフィス卿にNHS改革の方向について意見を求めたわけです．日本で言えばイトーヨーカドーの鈴木敏文会長のような方が書いたレポートです．その内容を強引に一言で表現すれば，「もっと民間に学びなさい」です．財源を税金でまかない，公的な（独立行政法人NHSトラスト）が病院医療を提供するという基本構造，言わば外枠は残す．しかし，その内部に競争原理を持ち込み，いわゆる「内部市場」あるいは「疑似市場」にしたわけです．

この「民間に任せよ」「もっと競争を」という論議は，いまの日本にそっくりです．国立病院の独立行政法人化や株式会社参入などです．「もっと厳しい競争にさらせば，医療費を増やさなくても，医療機関が努力をするからうまくいくはずだ」というものです．しかしこれから紹介するように，いろいろな問題を招いてしまいました．

3. 待機者リスト

待機者リスト（waiting list）─たくさんの人が待たされているという問題です．まず，救急医療の例です．英国のおよそ200の救命救急部門を，

```
・救急医療
    200超のA&Eを受診した3,893人（ACHCEW）
        →入院待機時間の平均が3時間32分
・一般医療
    一般医療受診患者の半数が2日以上（2000年）
・専門医療
    10万人分の待機者リスト削減の公約を超過達成
    しかし，さらに100.7万人分も待機者が残っていた
```

図3　待機者問題（waiting list）

　ある火曜日に受診した約3,900人を対象にした入院待機時間調査があります（図3）．

　その結果は平均でも3時間半を超えていました．日本でも「3時間待ちの3分間診療」と言われます．しかし，それは一般医療の話です．ところが，英国では救急患者でも入院までに3時間半かかります．しかも，これには診察までの時間は含まれていないそうです．救急処置室で診た医師が「入院が必要なほど重症である」と判断したときから病室にたどり着くまでの時間です．そして，最長記録は実に78時間でしたから，丸3日と6時間待たされたわけです．どこで待つのかというと，日本ならストレッチャーと呼ばれる車輪付きの担架の上です．

　2番目は一般外来診療の例です．日本なら診てもらいたい日に病院や診療所に行けば，その日のうちに診てもらえます．英国では直接病院に行くことはできず，診療所のGP（General Practitioner，一般医）にまず診てもらわなければなりません．英国ではGPの診察は原則として予約制です．そして，受診する人の半数以上が2日以上待っていました．

　3つ目は入院医療の例です．英国ではインフルエンザなどが流行する冬にベッド不足が深刻になります．Winter Crisis（冬の危機）という言葉まであります．看護師さんたちは，「どうせ辞めるのだったらWinter Crisisの前．そうじゃないと体がつらい」というので秋に退職希望者が増えるそうです．私がイギリスにいた年には保健省に対策本部ができて，退職を考えている看護師さんに「もし冬のあいだ頑張って働いてくれたら，退職金

を割り増しします」ということまで行っていました．

　私が英国にいた2001年にブレア首相が2期目の政権を狙う総選挙がありました．英国では昔から選挙のときに，数値目標を掲げた公約（マニフェスト）を発表して，政党間で戦います．ブレア首相が1期目の政権に就いた1997年の総選挙のときに，「もし，われわれが政権に就いたら，waiting listを10万人分減らす」と公約していました．そして2回目の2001年の選挙の少し前には「われわれは数値目標を超過達成した．なんと15万人分も減らした」と発表しました．私は選挙公約というのはあてにならないものだと思っていましたから感心しました．しかし，英国のマスコミの反応は冷ややかでした．その理由は15万人分減ったといっても，残ったリストがまだ100万人分あったからです．その中には手術を1年半以上も待っている人が118人もいました．急がない手術の人ばかりではありません．癌の人もいる．なかには緊急手術を理由に癌の手術を4回も延期されて，ようやく手術台に乗ったときには癌が進行していて，手術が不可能な状態となってしまった人までいたそうです．

　ここでは待機者リスト問題だけ挙げましたが，それ以外にも多発する医療事故や国民の医療への満足度の低下など，いろいろな問題が明らかになってきました．誰からみても荒廃した状況になってしまったのです．

4．背景にある医師不足

　なぜ医療が荒廃してしまったのか．その背景にあるのは深刻な人手不足です（図4）．人口あたりの医師数は他のヨーロッパの国のおよそ2/3です．医師として新規に登録する人が，5年ぐらい前には1年に11,000人でしたが，2000年ごろには，卒業しても医師にならない，つまり登録しない人が約25%も出ました．その人たちは，なんと海外に流出しているのです．英国人ですから英語が上手です．ですから米国でも，オーストラリアでも，カナダでも医師ができます．英国の荒廃した医療現場では働きたくないということで，出て行ってしまうわけです．

　研修医たちは長時間働いています．ヨーロッパ大陸の国々では，週48

```
・人口あたりの医師数が少ない
・年間新規登録医師数が5年前の11,000人
 から2000年の8,700人へと26％の減少
・研修医の労働時間の上限は56時間（EUの
 基準は週48時間）を超える者が6割
・対策
 －海外から医師・看護師を受け入れる
  ・その規模は看護師で5,000人を超える
  ・ある地域の看護師の7割がフィリピン人
 －医学部の定員増
```

図4　背景にある人手不足

時間（日曜日だけ休んで週6日間働いたとして1日8時間）を上限とすることが労働基準法で決まっています．しかし，英国は医師不足なので，さらに8時間，つまり日曜日も8時間働くことを意味する週56時間が上限になっています．ただし，問題になったのはこの56時間ではなくて，これを超えて働いている研修医が，実に6割もいたことでした．

このような医師・看護師不足問題への対策が，かつての大英帝国らしいものです．海外から医師・看護師を，いわば輸入しています．その規模は看護師さんで年間5,000人規模であり，多い年には10,000人を超えていました．ある地域の看護師さんの出身国を調べたところ7割がフィリピン人だった所もあるそうです．

5．医師・看護師の士気低下

医療従事者の士気も低下しました（図5）．医師の自殺率が，ほかの同じような学歴を持った専門職と比べても2倍，「死にたくなるほどつらい」わけです．英国の医師会雑誌「BMJ」に「なぜ医師はこれほど不幸なのか」というタイトルの巻頭言が載ったこともあります[6]．

看護師さんも大変で，自殺率は同学歴の他職種の女性の何と4倍です．毎年21％の看護師さんが病棟から去っています．ナイチンゲールを生んだ国ですから，看護学校は人気のコースです．しかし，入学後に現場の大

```
・医師
  －自殺率は他の専門職の2倍
  －「なぜ医師はこれほど不幸なのか」
   (BMJ 322：1073, 2001のeditorial)
・看護師
  －自殺率は他職種の女性の4倍
  －毎年21%が病棟を離れている
  －看護学生たちの脱落率は17%
```

図5　医療従事者の士気低下

変さを知ったりして，途中で看護師になるのをやめる人が17%にのぼるそうです．

6．なぜ医療が荒廃したのか

どうしてこれほどまで医療が荒廃してしまったのか．それは4つの理由にまとめられます（図6）．多く人が口をそろえて言うことは「こんなに長い間，医療費を抑え続ければ，医療が荒廃するのはあたり前だ」ということです．そのほかにNHSの組織が大きくなり過ぎたこと，繰り返される制度改革への対応による混乱，これらが積み重なって職員がやる気を失ってきていることなどです．

それを踏まえてブレア首相は医療費を抑制したままでは医療を良くすることは無理だと判断して，2000年に今後5年間をかけて医療費を1.5倍にすると言い出したわけです（図7）[7]．「拡大幅が大き過ぎるのではないか」という声に対しては，「これは贅沢ではない．ドイツ・フランス並みにするだけだ」と答えました．ドイツ・フランスなどは医療費をGDP比で

```
1．長期化した低医療費政策のつけ
2．NHSの組織が巨大化・官僚化
3．繰り返される制度改革による混乱
4．職員の志気の低下
```

図6　NHSの疲弊の4つの原因

```
・医療費抑制したままでは無理
・2005年までに1.5倍
  ＝ヨーロッパの平均レベルへ
・The NHS plan (2000)
・The NHS improvement plan (2004)
```

図7　ブレアの医療費投入宣言とNHSプラン

10％前後使っています．そこに近づけるためには，1.5倍にすることが必要だということです．日本で言えば，もし医療費を他の先進国並みにしようというのであれば，3から4割増やして当然の水準にあるということです．

7. 日本の医療に余裕はあるか

ここまでは英国の話でした．さて今度は日本の似たような数字を拾いながら，日本の医療現場に果たして余裕が残っているのかをみてみましょう（図8）[1]．

まず医療の質です．英国でも医療事故が多発して社会問題化しました．日本でも医療事故は連日のように報道されています．医療の安全にとって重要な医療現場の人手は足りているのでしょうか．例えば病棟看護師は急性期病棟に限っても，日本は欧米の約半分の水準です．医師数も英国より

```
・医療の質＝安全性・満足度は？
・背景に人手不足はないか？
  －病棟看護師は欧米の半分
  －医師も英国と同水準，標欠病院は約25％
  －「不払い残業は犯罪」／過労死（週73時間）
  －研修医の平均労働時間は92時間
    パイロットは月に85時間
    労働基準法：40時間＋15時間／週が上限
・長期療養施設への転院待機者24万人
・士気は低下していないか？
```

図8　日本の医療に余裕はあるか

少し多い程度です．英国では医学部定員を増やしていますので，いずれ同水準になるでしょう．日本の医療法に基づく標準からみても医師は足りていません．ベッド何床あるいは患者何人に対して医師が何人必要かという国の定めた標準があります．この標準を満たしていない病院のことを標準欠格病院（略して「標欠病院」）と言います．この標欠病院が全国調査で25％もあるが日本の現実です．

さらに英国の研修医はよく働くことを紹介しましたが，日本の研修医たちも負けていません．日本では過労死するまで働いています[8]．過去の裁判の事例で言うと週に73時間以上働いて亡くなった場合に，過労死と認定されています．全国の国立大学病院の研修医の労働時間は平均で92時間です[9]．つまり，平均的な研修医が死亡した場合には，過労死の可能性があるのです．また，医師と同じく「命を預かる仕事」と言われる航空機のパイロットの労働時間は，月に85時間に制限されています．研修医の92時間というのは1週間にです．ですから日本の若い医師たちはパイロットの4倍も長時間働いているのです．航空機事故の専門家が，「もしこの医師の労働実態が現実だとしたら，医療事故は起きてあたり前，起きないほうが不思議である」とコメントしているほどです[8]．

では，日本の労働基準法の上限はどれぐらいか．1週間あたり40時間で，時間外労働も週に15時間までです．合わせても55時間です．研修医の平均が92時間ですから，労働基準法違反が蔓延している．医師たちの長時間労働で，かろうじて支えられている．これが今の日本の医療現場の実情です．

8. 日本にも待機者リスト問題

また，待機者の問題では「英国は大変だなぁ．日本はフリーアクセスでよかった」，と思われたかもしれませんが，それは急性期医療に限っての話です．急性期治療を終えても障害が残った場合，自宅に連れて帰れる介護条件がなければ，介護保険施設など長期療養施設に移ることになります．現在，施設入所を待っている人が，特別養護老人ホームだけでも24

万人あるいは33万人いると報じられています．地域によっては2年以上待たなければ入所できないということが，日本でもすでに発生しているのです．

9．医師の士気は保たれているか？

もう一つ，日本の医療従事者の士気は大丈夫かという点です．図9を見てください．これは開業医を中心とする保険医の団体が3,395人の会員に対して，「保険医としての将来に希望を持てますか」と聞いたものです．右側のグループは87％も「希望がある」とし，左側のグループでは，希望を持っている人が15％です．実は横軸は年齢です．希望を持っていたのは80歳以上の会員でした．これから働かなければいけない，これから医療を担わなくてはいけない若い年代ほど希望を持っていないわけです．

昔の開業医の先生たちは，自分が夜いる場所の電話番号を患者さんに伝えていました．「何かあったら，夜中でもいいから電話をください．必要があれば診ますよ」という開業医の先生方が，けっこういらっしゃいました．ところが，いまや新規開業をするときに，患者さんに電話番号を教えようものなら，ひっきりなしに電話がかかってきて，家庭の平和が保てないということで，クリニックをビルの中に借りて開業する人が増えています．夜電話をすると留守番電話が回っているだけということになります．すると不安を感じた母親たちは小児科の当直医がいる基幹病院に集中して

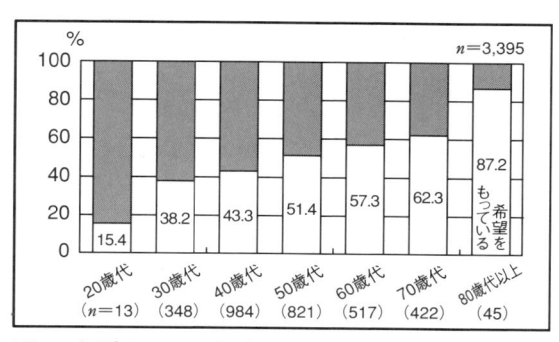

図9　保険医しての将来希望　（2001年，保団連より）

しまいます．その結果，そういう病院の小児科の医師たちが過労状態になって，埼玉では小児科部長が屋上から飛び降り自殺してしまうという事件まで起きています．このような悪循環に日本の医療はすでに入っているのではないでしょうか．

以上のような状況から，決して英国で起きたことは「対岸の火事」ではないのです．同じような状況に置かれていた英国国民は医療費を下げ過ぎたからいけないのだと理解しました．ですから医療費を1.5倍にするという政策を大筋で国民は支持したのです．日本においても実は同じような状況があります．しかし，そのことに国民はほとんど気づいていない．その一因はマスコミの報じ方にもあると思います．日本のマスコミは医療事故については報道しますが，その背景にある医師・看護師不足や長時間労働などの実態はあまり報じません．そのために，こういう医療費抑制政策による医療現場の歪みが国民に十分周知されていないのです．そのために医療費をもっと上げるべきだという世論がほとんどないのではないでしょうか．

10．満たせるのは3つのうちの2つまで

医療制度や医療サービスの評価にあたっては，①誰でも必要なときに医療にかかれる，アクセスできる「公正・公平」な医療であるか否か，②より安い医療費で提供する「効率」的な医療であるか，そして③安全性や医療の質などの「効果」的な医療であるか，の3つの条件が重要です（図10）．ただし，これら3つの条件は同時にすべてを満たすことはできません[10]．全員が質の高い医療を受けようと思ったら医療費が上がります．質が高い医療を安く提供しようと思ったら，全員に提供するのは無理であり，一部の人にしか提供できないのです．全員に安く医療を提供すれば，今度は医療の質が落ちます．つまり，これら3つのうちの2つまでしか満たせないのです．

この3つの基準で評価してみると，日本の医療は，実はバランスが取れているのです．フリーアクセスですから「公正・公平」の面では，まあま

	日本	英国	米国
アクセス（公正）	●	▲	▲
コスト（効率）	●	●	×
質（効果）	▲	▲	●

日本医療制度の総合評価は悪くない

図10　同時に3つは満たせない

あです．コストも先進7か国の中で第6位と低いし，質も平均寿命の長さなどからすれば，それほど悪いとは思えません．一方，英国では医療費は安上がりだから優等生です．受診時の自己負担はありませんが，待機者リストが深刻ですからアクセスは今一つです．そして質は日本並みです．一方，米国においては日本から臓器移植を受けに行く人がいるくらい質は高いかもしれない．しかし医療費水準は世界一高く，効率で言えば悪いのです．しかもアクセスについては，お金のことが心配で医療にかかりにくい無保険者の人が4千万人以上もいるという深刻な状況です．

11. さらなる医療費抑制政策が招くもの

　日本の医療費が過去に比べて増えているからと言って，さらに抑えるという論議を重ねていて，よいのでしょうか．医療費を抑え続けるとどうなるか．2つの可能性があります（図11）．

　一つは自己負担を増やさない方法です．これは医療費の総額が減りますから，医療の質は低下し，供給量が不足して，おそらくwaiting list問題も起きてくるでしょう．もう一つの方法は，公的な医療費は抑制するが，自己負担額は増やす方法です．今，財界の人たちが言っているのはこの方法です．そうなると公的医療費が縮小します．その代わりに自己負担が増えるので民間医療保険に入りたいという人が増えます．国民負担率に含まれる社会保険料は減りますが，自分で入る民間医療保険料や窓口での自己

> - 自己負担そのままなら
>   - 質の低下・供給量の不足
> - （質を維持しようと）自己負担を増やせば＝公的医療の縮小＝民間保険市場の拡大＝混合診療が狙うもの
>   - 受診抑制・未加入者のアクセス悪化
>   - 世論は「所得にかかわらず同じ医療を」に賛成が，医師の47％，国民の71％，患者の74％（日本医師会，2003年より）

図11 公的医療費抑制すれば

負担額が増えます．これらを含めた「国民が負担する総額」はそれほど変わらないか，民間保険会社の儲けの分を保険加入する国民が出すのですから，むしろ増えるのです．結局，いちばん得をするのは保険会社です．言い換えれば，お金持ちは民間医療保険に入れるから大丈夫ですが，民間保険に入る経済的な余裕のない人たちの医療へのアクセスが悪化するわけです．これが公的医療費抑制を前提とする混合診療などの行く末なのです．

国民がこのような「お金持ちか貧乏かで，受けられる医療が異なるシステム」を望んでいるのかと言うと，決してそうではありません．日本医師会が行った調査によれば「所得にかかわらず同じ水準の医療を受けるべきだ，そういう制度を守るべきだ」という意見を支持する人が最も少ないのが，実は医師で47％です．一方，国民の71％，患者さんにおいてはさらに増えて74％の人が，公平・公正な医療制度を望んでいます．これが世論一般なのですが，今，日本が歩んでいる道は格差を拡げる方向なのです．

12．医療ニーズは低所得層に多い

社会保障政策の視点からみても，自己負担を増やす方向には疑問があります．ここでは一つだけデータ（図12）を示します．これは所得水準と疾患，あるいはそれによる障害に深い関係があることを示すものです[10, 11]．横軸が所得水準で，奥に行くほど高齢な群です．男性，女性に分けても，どの年齢でみても，左方に位置する所得が低い層に障害を持った方が多

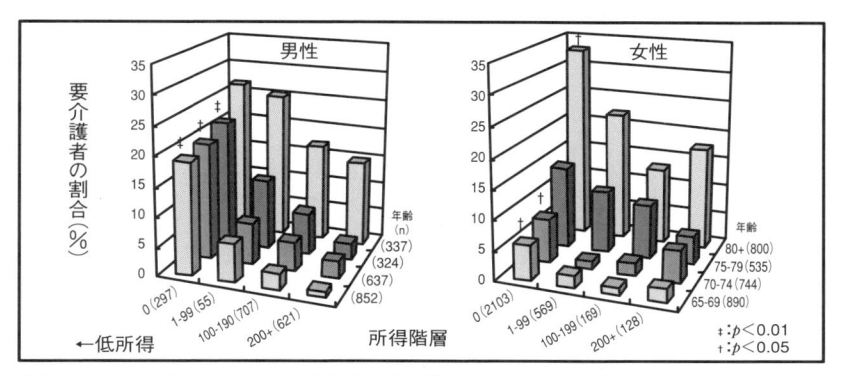

図12　日本における所得と要介護高齢者割合　疾患や障害は低所得層に多い
(近藤克則：2000より)

く，最高所得層と比べると，何と5倍もの格差があるのです．疾患や障害は低所得など低社会階層の人々に多いことは，世界中で確認されています．医療を必要とする人たちが，自己負担分が払えないという理由で医療が受けられないとしたら，いったい何のための社会保障制度でしょうか．これらの点については，『健康格差社会－何が心と健康を蝕むのか』(近藤克則（著）：医学書院，2005）という本で多くのデータを紹介しながら考えを述べましたので，ぜひお読みください．

13．医療の質と効率の関係を考える

　医療費を抑制すべきだという人たちは，「効率をもっと高めれば，質を高めることと医療費を削減することは両立するはずだ」と言います．果たしてそれが可能なのかということを吟味してみたいと思います（図13）．
米国の医療の専門家たちが集って，医療の質の低下には次の3つのタイプがあることをまとめています[12]．
　1つ目は検査漬け・薬漬けのような「過剰医療」です．このタイプでは確かに余計なものをやめることで，医療の質は上がり医療費も抑えることができます．
　2番目は「誤用医療」－医療ミスや処方ミスです．これを減らせば医療の

```
・質向上と費用削減の両立は可能か？
・3つの医療の質低下
  ―過剰医療：検査漬け，薬漬け
  ―誤用医療：医療ミス・処方ミス
    19医学会「中立的調査機関を」
  ―過少医療：やるべきことがやられない
    リハ病棟でも訓練量不足
```

図13　医療の質と効率

質が高まることには説明はいらないでしょう．問題はその方法とそれにかかる費用の問題です．例えばコンピューターで処方内容をチェックすることで，処方ミスが減ることがわかっています．しかし，これを行おうとするとオーダリングシステムと呼ばれる情報システムの導入が必要です．これには100床の病院でだいたい1億円かかります．ところが，その費用については一部分にのみ補助金が出ていますが，残りは医療機関の負担です．つまり，お金がかかります．また，医療ミスを全国で集めて，それを中立的な立場で調査して，経験を引き出すような機関を作るべきだという声明を，日本医学会に属する19学会が発表しています．このような取り組みには医療の質を高める効果が期待できます．しかし，そのためには，情報の収集にかかわる費用や分析にあたる人手の人件費などが必要です．やはり，質を高めるためには費用がかかるのです．

　3番目の医療の質低下「過少医療」です．これは，やるべきことがやられていないということです．私はリハビリテーション医学会の専門医で，学会が行った調査データの分析をしたことがあります．その結果では，今，日本のリハビリテーション病棟で訓練を受けている人たちに限っても，実は回復の可能性を最大限引き出すだけの訓練が行われていない，もっと訓練量を増やすことができれば，さらに機能回復が望める患者さんが少なからずいることがわかりました[13]．もし，日本中のリハビリを必要とする患者さんが，潜在的な可能性を最大限引き出す十分な量の訓練を受けることができたら，もっと自立度が高い患者が増え医療の質は高まります．ただし，訓練量を増やせば，それだけ医療費は増えざるを得ないのです．

```
・医療の質向上と費用削減は過剰医療の抑制で
  のみ両立しうる
・過少医療／誤用医療への対策には，むしろ医
  療費拡大が必要
・医療の質を犠牲にしない医療費抑制には，む
  だな部分の特定が不可欠
・それには国レベルの情報化，評価研究，EBM
  への投資・仕組みが必要
```

図14　医療の効率向上

このように考えると，医療の質向上と費用節減の両立は，常にできるわけではありません．過剰医療の抑制でのみ両立し得るものです（図14）．誤用医療や過少医療への対策で，医療の質は上がりますが，そのためには，やはり医療費拡大が必要なのです．医療の質を犠牲にしない医療費抑制には，過剰でむだな部分だけを削らなければなりません．そのためには，その部分が過剰なのかを特定することが不可欠です．そのためには情報化投資をして，データを集めて分析・評価して，どこにむだがあるのかを突き止めることが，まず必要なのです．

14．評価と説明責任の時代

似たようなことを言っているRelmanという人がいます．彼は，次のようなことを言っています．まず，医療保障制度ができたあとに「医療費拡大の時代」があった．ところが，それにより医療費が増えて財政が破綻しそうになったということで，今度は「医療費抑制の時代」になりました．今の日本はこの段階でしょう．しかし，医療費を抑制し過ぎると，医療の質が悪くなるということに英国や米国では気づきだしたのです．そこで，次の段階に進みつつあるのです．それが「評価と説明責任の時代」です．そこでは，医療技術で言えば経験的に行われてきた技術の効果を，厳密に評価するEBM，つまり根拠に基づく医療であり，効果のなかった技術はやめてしまう．その分，医療費は安くなります．また，医療機関も治療成

績などが評価の対象になってきています．その評価結果を国民に開示し，説明責任を果たすのです．説明を聞いた国民が，光と影を知ったうえで，選ぶ時代に向かうだろうと言っています[1, 14]．

15. 英国における評価と説明責任のためのシステム

英国では具体的には，どんな評価をし，その結果をどうやって国民に説明しているかを簡単にご紹介します[1, 15, 16]．図15をご覧ください．3層構造になっています．

まず，第1層ではEBM（根拠に基づいた医療）により明らかにされた有効な医療技術を基に，国民に提供されるべき医療のスタンダードを，インターネットを通じて公開しています．例えば「脳卒中の患者さんには早期からリハビリを行うべきである」というわけです．すると，もし自分の家族が入院したのに，なかなかリハビリを始めてくれない場合，「国のスタンダードでは，早く始めるべきとされているのに，なぜリハビリをやってくれないのか？」と，主治医に訊くことができます．主治医はリハビリをできない理由を説明するなど説明責任を果たさなければなりません．

第2層は現場レベルによる質を保つ努力で，専門職の生涯研修や自己規

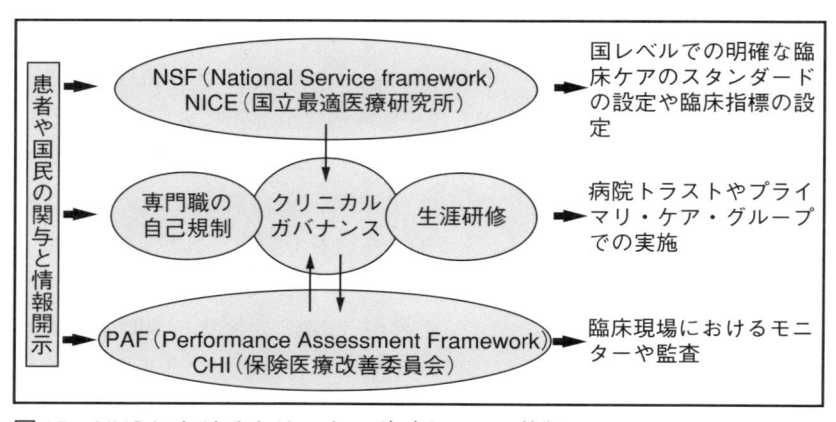

図15　NHSにおけるクリニカルガバナンスの仕組み
（Department of Health：A First Class Service. Quality in the new NHS, 1998 より）

```
・パフォーマンス（業績）を数値化した指標
 （indicator）で評価
 （例）・入院患者のうち入院待機時間が6か月
    未満であった患者の割合
   ・平均在院日数
   ・糖尿病患者で網膜症（＋）患者の割合
   ・脳卒中患者の入院後30日以内死亡率
・病院を格付けしてインターネットで公開
```

図16　PAF（Performance Assessment Framework）と star rating

制なども重要です．

　英国が一歩進んでいるのは，さらに第3層で，チェックするシステムが導入されていることです[17]．国が示したスタンダードが守られているか，年を追うごとに医療の質が高まっているのかなどを，きちんと評価しています．しかも，その結果はインターネットを通じて国民に公表されています（図16）．拡大された医療費がどのように，むだなく使われているのかを評価して国民に説明責任を果たしているわけです．

16．評価と説明責任の例

　図17に示したものが一例です．英国のすべての病院が，在院日数はもちろん，長い間待機している患者数や死亡率など，いろいろな業績を評価され，その結果が公開されています．在院日数が長い病院には，なぜ長いのかを説明することが求められるわけです．

　もう一例を紹介します．評価と説明責任の時代においては，選択をするのは国民だということを示す例です（図18）．英国で公表されているデータを利用して，ある民間非営利団体（NPO）が病院間で死亡率を比較したのです．そうしたところ，何と2倍もの格差があったそうです．同じ英国人が，同じ医療制度の下で，なぜ死亡率が2倍も違うのか，何がその要因なのか，分析・評価されました．患者の年齢・性別・病名の違いなど，いろいろな要素を加えて検討したのです．その結果，関連があるとわかった

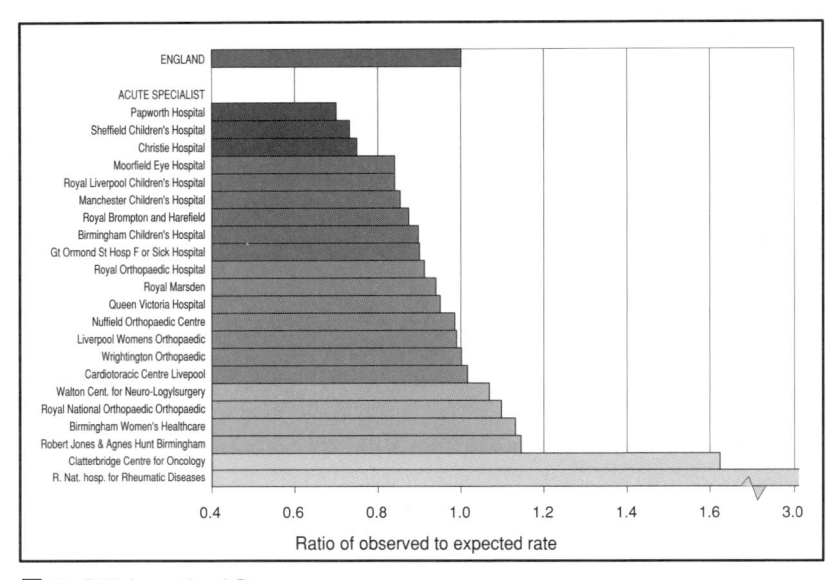

図17 B(ii) Length of Stay
(Actual length of stay compared to the average length of stay, adjusted ford differences in case mixed, 2000/01)

ことは，ベッド100床あたりの医師数でした．ベッド数に対する医師数が多い病院では死亡率が低く，医師数が少ない病院の死亡率は高いことがわかったのです．ここまでは評価です．

次は，この結果の説明です．医師数が少なくすれば，医療費は安く済みますが，死亡率が高いわけです．一方で医師数が多いということは死亡率

- 英国国内のNHS病院間で，死亡率には，2倍もの格差がある（Sunday Times, 2003年4月）　格差をもたらす要因は？
- 年齢・性別・主病名・平均在院日数で調整・格差を説明する要因は
  「ベッド100床あたりの医師数」
  「人口あたりのGPの数」
- 医師数少ない＝医療費安い＝死亡率高い
  vs 医師数・医療費多い＝死亡率低い
- 知らされたうえで，選択するのは国民

図18　評価と説明責任の例

を低く抑えられますが，医療費は高くなります．どれくらいの費用で，どれくらいの死亡率が抑えられるのか，光と影の大きさについて国民に説明することで説明責任を果たすわけです．それらを知らされたうえで，国民が「それなら費用が増えてもよいから医師を増やしてほしい」と言うのか，「その程度しか差がないのなら，安いほうがいい」と言うのか，どちらを選ぶのかは国民が決める時代，それが「評価と説明責任の時代」です．それらの結果，医療費が増えるのか減るのかは，国民の選択次第というわけです．

17．英国から学ぶべきもの

今までお話してきたことを踏まえ，英国から学ぶべきものを図19にまとめました．医療費を長期間抑制し続ければ医療は荒廃します．英国ではその回復のために多くの医療費を注ぎ込んで，5年経ってようやく回復の兆しが出てきたところです[18]．いったん荒廃すると，その回復には長い年月がかかることを意味しています．また，医療の質向上，安全性の向上を進めようと思えば国レベルの仕組みづくりが必要なことも学べます．また，大局的には「医療費抑制の時代」を超えて，「評価と説明責任の時代」に向かいつつあることも，学ぶべきことではないでしょうか．

最後に，今回のシンポジウム「どうする日本の医療」というテーマに対する私の意見を図20にまとめました．日本の医療水準，そしてマクロでみた医療効率は世界一だとWHOも認めています[19]．そうだとすれば医療費をもっと抑えて効率を高めることよりも，医療の安全性を高め，医療の

- ・医療費を長期間抑制し続ければ医療は荒廃する
- ・いったん医療が荒廃すると，その回復には多大な費用と時間がかかる
- ・医療の質向上，安全性の向上など，効率よく進める国レベルの仕組みづくり
- ・「医療費抑制の時代」を超えて「評価と説明責任の時代」へ

図19 英国から学ぶべきもの

> - 医療費水準，先進国で最低レベル，医療費のマクロの効率は世界一（WHO, 2000）
> - むしろ課題は医療の質・安全，公平性確保
> - 適度な医療費拡大は不可欠
> - 医療費の総枠拡大に，国民の支持が得られるか？
> - 拡大する医療費は公的か私的か，どちらで？
> - 必要な医療従事者・機関の自己改革
> - 全体を底上げする仕組みづくりの論議を！

図20　どうする日本の医療

質や公平性を崩さないことのほうが重要な課題だと私は思います．そして，その実現するためには，適度な医療費拡大は不可欠だと考えます．

　拡大する医療費は，財界の言うようにポケットマネー，自己負担で増やすべきなのか，公的医療費を増やすべきなのかについては，私は公的医療費を増やすべきだと思います．問題は，そのことに国民の支持が得られるかということです．国民の理解を得るためには，医療現場の人手不足や長時間労働の実態を国民に知らせるとともに，国民の信頼を得られように医療従事者・医療機関が自己改革を進めることも必要でしょう．そして，評価研究を進め，どうすれば医療の質を上げることができるのかを明らかにすること，さらにそれらを全体に広げて底上げするためには，国レベルの取り組みや仕組みづくりも不可欠です．その中で明らかになった評価結果を国民に説明して，説明責任を果たすことが重要なのです．その評価結果を聞いて，英国のように公的医療費拡大という道を選ぶのか，医療費抑制政策を続けて先進国で最低の医療比水準で我慢するのかを決めるのは，最後は国民だと思います．

文　献

1) 近藤克則:「医療費抑制の時代」を超えて－イギリスの医療・福祉改革．医学書院, 2004
2) OECD : OECD Health data 2005. http://www.oecd.org/document/16/ 0,2340,en_2825_495642_2085200_1_1_1_1,00.html, 2005
3) Toynbee P, Walker D: The health of health. Did things get better? An audit of labour's successes and failures. 72-91. Penguin Books, London, 2001
4) ジョン・バトラー, 中西範幸訳:イギリスの医療改革－患者・政策・政治．勁草書房, 1994
5) Department of Health and Social Services : NHS management inquiry (Chairman Griffiths) report. Department of Health and Social Services, 1983
6) Smith R：Why are doctors so unhappy? There are probably many causes, some of them deep. BMJ 322 : 1073-1074, 2001
7) Department of Health : The NHS Plan. Volume I, A plan for investment. A plan for reform. Cm 4818 - I. Department of Health, http://www.doh.gov.uk/nhsplan/nhsplan.htm, 2000
8) 塚田真紀子:研修医はなぜ死んだ？　日本評論社, 2002
9) 国立大学医学部附属病院長会議（編）医療事故防止方策の策定に関する作業部会（著）：医療事故防止のための安全管理体制の確立に向けて．日総研出版, 2001
10) 近藤克則:要介護高齢者は低所得層になぜ多いか－介護予防政策への示唆．社会保険旬報 2073 : 6-11, 2000
11) 近藤克則:健康格差社会－何が心と健康を蝕むのか．医学書院, 2005
12) Chassin MR, Galvin RW：The urgent need to improve health care quality. Institute of Medicine National Roundtable on Health Care Quality. JAMA 280 : 1000-10005, 1998
13) 日本リハビリテーション医学会:リハビリテーション患者の治療効果と診療報酬の実態調査．日本リハビリテーション医学会, http://wwwsoc.nii.ac.jp/jarm/iinkai/shakaihk/shakhkhd.html, 2003
14) Relman AS: Assessment and accountability : the third revolution in medical care. N Engl J Med 319: 1220-1222, 1988
15) Department of Health : The new NHS - Modern Dependable. Cm3807. Department of Health, http://www.doh.gov.uk/nhsplan/nhsplan.htm, 1997
16) Department of Health : A First Class Service. Quality in the new NHS. The Stationary Office, London, 1998
17) 近藤克則, 山本美智予:イギリスにおける医療の質評価の動向．JIM 15 : 232-236, 2005
18) Department of Health: Chief Executive's report to the NHS : May 2004. Department of Health, 2004
19) WHO : World Health Report. WHO, 2000

第 26 回日本医学会総会公開シンポジウム

市場原理と医療・米国の失敗から学ぶ

日本の医療制度改革の動きとの関連

李　啓充

李　啓充	医師／作家（前ハーバード大学医学部　助教授）

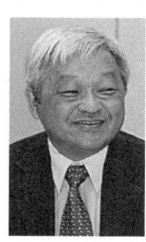

略歴
1980 年　京都大学医学部卒業
1982 年　天理よろづ相談所病院内科系ジュニアレジデント終了
1987 年　京都大学大学院医学研究科修了
1990 年　マサチューセッツ・ジェネラル・ホスピタル／ハーバード大学医学部研究員
1993 年　同　講師
1998 年　同　助教授
2002 年　同　退職，文筆業に専念

第26回日本医学会総会公開シンポジウム
市場原理と医療・米国の失敗から学ぶ
日本の医療制度改革の動きとの関連

李　啓充

医師・コラムニスト

はじめに

　ご紹介いただきました李と申します．私は米国の話を致しますが，なぜ米国の話をするかと申しますと，医療を市場原理でやろうという危ない動きが日本でも強くなっているからです．実は先進国の中で医療を市場原理に委ねているのは米国だけなのですが，医療を市場原理に委ねるとどうなるのかという実験の結果は，米国の医療を見ているとわかります．というわけで，本日は米国の話をさせていただきます．

1. 医療制度改革を巡る議論でのキーワード

　米国のような医療を目指したいという人々が推し進める医療制度改革の議論の中で，いくつか耳障りのいいキーワードが出てまいります（図1）．例えば「市場原理・競争原理の導入（官製市場の打破）」という言葉ですが，医療も，テレビを造ったり，物をリースしたりするのと変わらない市場原理・競争原理を取り入れたら，物の値段も安くなるし，サービスも，質も

```
1．市場原理・競争原理の導入（官製市場の打破）
2．「公」を減らして「民」を増やす（二階建ての医療保険制度）
3．患者の選択の幅を広げる
```

図1　医療制度改革を巡る議論での「キーワード」

市場原理と医療・米国の失敗から学ぶ　67

```
┌─────────────────────────────────────────────┐
│ ビジネスチャンスの創出を目指す勢力による医療制度改革の動き │
│     市場原理の導入                          │
│     株式会社による病院経営                  │
│     混同診療の解禁                          │
│ 医療費抑制を最優先目標とする勢力            │
│     保険者機能の強化                        │
│     高齢者の終末期医療                      │
└─────────────────────────────────────────────┘
```

図2　医療に対する圧力（攻撃）

良くなる．だから，市場原理・競争原理を入れようということをおっしゃるわけです．

　二つ目に公的負担が限界に達しているから，「公」を減らして「民」を増やそう，「二階建ての医療保険制度」にしようということが言われていますが，これも米国のやり方を真似しようということです．そして，耳障りのいい言葉の三番目が「患者の選択の幅を広げる」というものです．

　本日の私の話は，こういった耳障りのいいキーワードが本当は何を意味しているのかということを，皆さんにご理解していただくことが目的です．

　日本の医療制度改革の中で，主に二つの勢力が声を強めております（図2）．声を強めている勢力の第一は，「ビジネス・チャンスの創出を目指す」勢力です．「ビジネス・チャンスの創出を目指す」ということは，私が造った言葉ではありません．規制改革民間開放推進会議が，その設立の目的は「ビジネス・チャンスの創出にある」ということを，ちゃんと公の文書で明言しているのです．「俺たちが儲けるチャンスを創るのだ」という目的の下に，「市場原理の導入」「株式会社による病院経営」「混合診療の解禁」といったことを主張されているのです．

　声を強めている勢力の第二は医療費抑制を最優先とするグループです．これは財務省が中心となっていますが，雇用主負担・企業負担を減らしたいという財界の意向も強く反映されています．医療費抑制の議論の中で，例えば「保険者機能を強化しろ」とか，「高齢者の終末期医療にかける医療

費はむだ遣いの最たるものだから，これは止めて欲しい」とか，危ない内容も主張されています．

「俺たちに医療で儲けさせろ」という第一の勢力の主張と，「医療に金を使いたくない」という第二のグループの主張は一見矛盾するようですが，実は二つのグループの間の主張には何の矛盾もありません．図1で紹介した「『公』を減らして『民』を増やす」という言葉が，実は，この二つのグループの主張をつなぐキーワードになるのですが，「税金や企業の保険料負担という『公』の医療費支出は減らす」ことを目指す一方で，「患者の自己負担分を増やし，医療で金を儲ける機会を創出する」ことも目指しているのです．「『公』を減らして『民』を増やす」という主張は，実は財界・財務省にとって都合のいい形で日本の医療の姿を変えたいということがその狙いとなっていると言っていいでしょう．そして，財界・財務省が狙う「『公』を減らして『民』を増やした医療」のモデルとなっているのが，アメリカ型の医療制度なのです．

本日は時間の関係で，主に最初の勢力，つまりビジネス・チャンスの創出を目指す勢力の主張を検証させていただきます．

2．米国の医療保険制度

米国は，初めに申しましたように医療を市場原理で運営しています．市場原理で医療を運営すると，どんな困ったことが起こるかということが，この単純な表を1枚見ただけでわかります（図3）．

米国では民間の医療保険会社が販売する医療保険が主流であります．患

民間医療保険（市場原理で運営）	1億7,130万人
公的医療保険（市場原理で落ちこぼれる人々への救済制度）	
メディケア（高齢者・障害者）	4,050万人
メディケイド（低所得者）	2,910万人
無保険者	4,060万人
	（米国保健省調べ，2002年）

図3　米国の医療保険制度

市場原理と医療・米国の失敗から学ぶ　　69

者，つまり国民は，ほとんどの場合，勤務先の企業を通じまして，民間の健康保険を商品として購入します．これが約1億7千万人と人口の大多数を占めておりますが，市場原理で物事を運営しますと，どうしても力の弱い人，お金のない人がシステムから排除されてしまいます．その典型例が高齢者であります．年をとりますと，どうしても病気になる確率が高くなります．専門の言葉で，「有病率が高い」と申しますけれども，民間の保険会社が「有病率」が高い高齢者を対象に医療保険を設定しますと，どうしても保険料を高くしないと商売として成り立ちません．

　そうなりますと，年金だけで暮している高齢者は保険料が高いので保険に加入できないという事態が起こります．実際，米国では1965年までは，高齢者の医療保険も全部民間でやっていたのですが，実に高齢者の2人に1人が無保険者という社会になっていたのです．父親が脳卒中を起こしたために，家を売ったり，娘が仕事を辞めて介護をしなければならなくなったりといった悲劇が日常茶飯に起こっていたのです．これでは世界一の大国米国としては情けないということで，1965年にジョンソン大統領が，高齢者の医療保険は税金で賄うということで，メディケアという公的医療保険を作りました．そのときに，一緒に低所得者を救済するためにメディケイドという公的な保険も作りました．実は，日本では「新たな高齢者医療保険制度の創設」ということが10年以上前から言われているのですが，いまだに「老健拠出金制度」という「一時しのぎ」の制度に頼り，高齢者の医療費を社会としてどう賄うのかということについては，腰が定まっていません．市場原理の本家本元である米国でさえも，40年近く前に「高齢者の医療は市場原理ではできない．国が税金でやらないとだめだ」と国家としての意思決定をしたのですが，今後，日本社会の高齢化が一層進むことはわかりきっていることだけに，早急な対策が必要です．

　さて，このメディケア・メディケイドですが，鈴木先生の図にもありましたが（図24），連邦政府の国家総予算の16％を使っています．非常に巨額の税金を投入して，市場原理から落ちこぼれる人々への救済制度を，国家として運営しているのです．けれども，巨額の国費を投入して救済制度を運営しているにもかかわらず，4,000万人以上の人が無保険者となって

いるというのが米国の医療保険制度の実情なのです．

　もう一度まとめますと，医療を市場原理に委ねますと，どうしても市場原理から落ちこぼれる人が出てまいります．そこで巨額の税金を投入して落ちこぼれた人を救済しようとするのですが，それでも救いきれない．こういったバカげた制度を米国は運営しているのです．

　さらにバカげていますのは，市場原理に基づいて医療保険制度を運営いたしますと，社会全体としてとても高い物につく，ということであります．市場原理でやると非常にお金がかかるのはなぜか，それを一言で申しますと，「民間の医療保険会社は，慈善事業ではなく，利潤を上げなければいけないから」ということになります．

　利潤を上げないと，ウォール・ストリートの評価が下がり，株価が下がります．株価が下がりますと，企業の価値が下がり株主に申し開きができませんから，常に利潤を上げ，株価を高いところに維持するということが経営の目標になるのです．営利の保険会社が利潤を上げるために真っ先に目指すのは，「医療に金を使わない」ということです．保険会社が収入のどれだけを医療に使うかという割合を，ウォール・ストリートの言葉で「医療損失 (medical loss)」と呼んでいます．加入者から集めた保険料を医療に使ったら「損だ，負けだ」と言っているわけですが，例えば患者さんから集めた保険料が年間100万円として，そのうち85万円より多くを医療に使うと，「経営が下手だ」ということで株価が下がってしまいます．ですから保険料を集めても，医療費をケチることが美徳だとされまして，いま，米国の保険会社の「医療損失」の平均は81と言われています．つまり，「医療のために使いますよ」と言って保険料を100集めても，きちんと医療に使って患者に還元するのは，81しかないのです．

　「民」の保険が81しか患者に還元しないのに対しまして，「公」の保険であるメディケアの「医療損失」は98です．税金として国民から集めた100のうち，98を実際に医療に使って患者に還元しているのです．公的保険と民間保険のどちらがサービスの受け手によって良い制度か，98と81という数字のどちらが大きいかがわかる知能があれば，わかる仕組みになっているのです．

	米国	日本
GDPに占める医療費の割合	14.0%	8.0%
国民1人あたり医療費	$5,021	$2,131
民間負担	$2,716	$1,441*
税負担	$2,306	$ 690*

米保険省調べ，2001年（*は日本での公民負担割合からの計算値）
図4　日米医療費比較

　市場原理でやっている米国の医療費がどんなに高くついているかを日本と比較しましょう（図4）．米国の医療費はGDPに対する割合では14％，国民1人あたりの絶対額としては5,000ドルを超えています．これに対しまして日本ではGDPとの比では8％，絶対額でも2,131ドルにしかすぎません．しかも，米国は市場原理から落ちこぼれた人のために巨額の税金を使っていまして，これが1人あたり2,306ドルになります．米国が医療に使っている税金の額は，日本で1人あたりに使っている医療費全体よりもはるかに多いので，米国が税金で支出している分だけで，日本の医療費すべてを賄ったうえでおつりが出るのです．

　ここで大事なポイントが二つあります．第一のポイントは一人当たりの医療費でみると，日本は米国の4割だけということでも明らかなように，実は，日本は医療費を「ものすごく」ケチッているということです．そして，第二のポイントは米国は医療費をふんだんに使っているけれども，医療を市場原理に委ねているために社会全体としては非常に効率が悪く，「高い物についている」ということであります．

3．市場原理の下での医療の問題点

1）弱者の排除

　なぜ，医療を市場原理でやったら悪いのか，図5にポイントをまとめました．まず，第一は初めにも申しましたけれども，力の弱い人が排除されてしまう点です．医療に金を使わないことが民間の保険会社の経営戦略だということを申しましたが，そのためのいちばん手っ取り早い手口は，「病

1) 弱者の排除	サクランボ摘みで有病者の保険加入が困難に 無保険者の増加（cf メディケア設立の背景）
2) 負担の逆進性	有病者ほど保険料・自己負担が増える
3) バンパイア効果	「良心的経営」を続けていたら生き残れない
4) 医療費が下がるという保証がない	売り手市場では逆に価格が上がる（例：米国の薬剤価格） 「自由経済」のコスト（膨大なコスト）
5) アクセス・質が損なわれる危険	

図5　市場原理の下での問題点

人を加入させない」ということになるのです．元気な人だけを集めて低価格の医療保険を設定するのです．この手口を"サクランボ摘み"と言うのですが，反対に病気がちの人はどうしても医療保険に加入し難くなりますので，社会に無保険者が増加し続ける，しかも無保険者ほど医療の必要度が高い，という困った事態が起こります．

2番目の問題点は負担の逆進性というものです．力の弱い人ほど負担が重く，例えば，病気で医療へのアクセスが必要な人ほど保険料負担が高くなって医療へのアクセスが障害されるということが起こります（図5）．

2）負担の逆進性

「負担の逆進性」の典型例が無保険患者に対する法外な医療費請求です．ここで少し説明しますと，日本では「保険点数」が定められていますので，医療サービスの価格は原則として全国共通ですが，米国では市場原理の下に，病院と保険会社の交渉によって価格が「自由に」決められます．そういうわけで保険に入っている人については，大口顧客ということでディスカウントの価格が適用されますが，無保険者，つまり，個人の顧客に対し

例：虫垂炎入院での請求額
（ニューヨーク・メソディスト病院）

	病院	執刀医
無保険	$14,000	$2,500
民間保険	$ 2,500	$ 600
メディケア	$ 7,800	$ 589
メディケイド	$ 5,000	$ 160

図6　市場原理のもとでの負担の逆進性
大口顧客にはディスカウント，個人顧客（無保険者）には定価．

ては誰も値引きの交渉をしてくれません．無保険の人に対しては，病院は「定価」で医療費を請求するのです．先ほども虫垂炎入院での費用の話が出てきましたが，実は米国ではどの患者さんも費用が一緒なのではありません．保険に入っている人と，入っていない人とでは，請求される額が大きく違うのです．

例えば，図6はニューヨークのメソディスト病院という非営利病院の例ですが，保険に入っていない人は病院から14,000ドルを入院・手術料として請求されます．また，病院とは別に，手術の執刀医からは2,500ドルが請求されます．これに対しまして患者が民間の保険に入っていますと，病院は2,500ドル，執刀医は600ドルというように，請求額が極端に安くなります．無保険という一番条件の悪い人にべらぼうに高い額が請求される．これが市場原理で起こる「負担の逆進性」という問題の実例です．

また，保険の種類によって医療サービスの価格が全部変わってくるのですが，例えば低所得者用の公的医療保険メディケイドは，虫垂炎の手術をした医師に160ドルしか支払いません．メディケイドは医師に対する支払いが渋いので有名ですが，「メディケイドの患者を手術しても時給にもならない．メディケイドの患者は診ない」という医師が多いのも不思議ではありません．というわけで，メディケイドの患者にとっては，まず，「診てくれる医師」を見つけることが最大の難関となっています．公的保険という救済制度は用意されているとは言っても，実際には医療へのアクセスが大きく障害されているのです．

> ・ニューヨーク州では州法で医療費の定価を規制していた
>   （コストの30％以上のマージンを取ってはいけなかった）
> ・1997年に定価規制を撤廃
>   現在，ニューヨーク州ではマージンが87％（平均）に上昇
> ・カルフォルニア州：規制撤廃後マージンは17％に上昇
> ・メリーランド州：規制を続けているのでマージンは28％に抑制

図7 「官製」市場の打破

　なぜ，「無保険者という条件の悪い人ほど法外な医療費を請求される」というバカなことが起こったかと言いますと，実は「官製」市場を打破してしまったことが原因だったのです（図7）．前の図6でニューヨークの虫垂炎の例を紹介しましたが，ニューヨーク州では，以前は州法で医療費の定価を規制していましたので，こんなバカげたことは起こりませんでした．コストの30％を超えてマージンを取ってはいけないと，州法で規制していたのです．ところが1997年に，「自由に市場原理でおやりなさい」ということで定価規制を撤廃しました．「官製市場」を撤廃して自由価格制度にしたのです．

　「官製市場」を撤廃した後，「定価」は保険会社との「値引き交渉の際のスタート価格」の意味しか持たなくなり，どんどん跳ね上がりました．「定価」が上がり続けた結果，ニューヨーク州では，現在，コストの87％のマージンを取ったところで定価がついています（コストの2倍近いところで定価がついているのです）．そして，「定価」としての実体を持たせる意味もあって，無保険者にこのべらぼうな請求額がドンと請求されるのです．

　ニューヨーク州よりも深刻なのがカリフォルニア州で，規制撤廃後，マージンはコストの178％に上昇しました（つまり，カリフォルニアでは，コストの3倍近いところで定価がつけられているのです）．これに対しまして，メリーランド州ではいまだに定価の規制を続けていますので，マージンはコストの28％に抑制されています．官製市場はけしからんというのですけれども，医療で官製市場を取っ払って市場原理でやってしまうと，こういう困ったことが起こります．

市場原理と医療・米国の失敗から学ぶ　75

```
複利返済
    分割払いで返しても返しても借金がなくならない
苛酷な借金取り立て
    「取り立て会社」による債務取り立て
    家屋に対する抵当権の設定
    債務者に対する逮捕状の請求
    裁判所・弁護士の費用も債務に加算
医療費負債による個人破産の急増
    個人破産の直接的原因の第二
    個人破産の半分以上で医療・疾病が寄与
非営利病院の苛酷な借金取り立てが社会問題に
    イェール大学付属病院での苛酷な借金取り立てが問題になっ
    た後，コネチカット州は州法を改正，医療費負債の利子を年
    5％に制限
```

図8　医療費借金地獄

　無保険者ほど医療費が高いということが横行していますので，保険のない人が病気になって病院にかかりますと，病院に莫大な借金が残ります（図8）．しかも，借金は複利で膨らんでいくのですが，この借金の取り立てが苛酷なので問題になっています．借金の取り立てに当たるのは医師や病院ではなく，「取りたて会社」という専門業者ですが，この専門業者が日本のサラ金まがいの強硬な借金の取り立てをするので問題になっています．持ち家に抵当権を設定したり，銀行口座を差し押さえたりなど当たり前ですが，ひどい例になりますと，債務者に対して逮捕状を請求したりします．債務者に逮捕状を執行することを業界用語で"body attachment"と言いますが，直訳しますと「肉体差し押さえ」という意味です．ある日，警官が戸口に現れて，手錠をかけられてしまう，そういった恐ろしいことが日常茶飯に起こっているのです．悪いことをしたから手錠をかけられるのではありません．ただ，運悪く病気や怪我をしたことが原因となって手錠をかけられてしまうのです．

　こういった裁判所の手続きや弁護士の費用も，次々と借金に加算されていくので，患者は借金地獄に陥らざるを得ません．米国では，現実に医療

費負債による個人破産急増していまして，医療費による負債が，個人破産の直接的原因の2番目となっています．

さらに個人破産の半分以上で，本人や家族の病気が，破産の要因となっているということがわかっています．医療負債が原因で破産した人々はむだ遣いや贅沢をしたわけではありません．ただ運悪く病気になったというだけで，借金地獄に陥り，破産に追い込まれてしまったのです．しかも，米国では非営利の病院までもが過酷な借金の取り立てをしますので，無保険者にとって非常に苛酷な社会ができあがっているのです．

イェール大学というのはハーバードと並ぶ名門大学ですが，一昨年，イェールの付属病院が苛酷な借金取り立てをしているということが問題になりました．実際に借金の取り立てをするのはイェール大学ではなくて，「借金取り立て会社」ですが，イェールがあるコネチカット州では，「医療費による負債については，通常10%の利子の上限を5%に制限する」と，州法を改正しました．

3）バンパイア効果

市場原理の下での医療の問題点の第3が「バンパイア効果」という問題です（図5）．「バンパイア」というのはご存じのように吸血鬼のことですが，吸血鬼に咬まれたらみな吸血鬼になるということが「バンパイア効果」という言葉の意味するところです．例えば，ある地域に利益を上げることを最優先して「質は落としても価格を下げることでシェアを獲得する」という経営方針の病院が進出しますと，「マージンよりもサービスの質を重視する」良心的な病院が価格競争に負けて患者を奪われてしまうということが起こります．患者を奪われたままでは潰れてしまいますので，では，どうして生き残るのかと言いますと，「自分たちも質を落とすことに目をつぶって，価格を下げて患者を取り返さないといけない」と営利優先の病院の経営手法を取り入れなければならなくなります．

イェール大学付属病院が苛酷な借金取り立ての舞台となったと申しましたが，営利病院と変わらない手口でやらないと，自分たちが潰れてしまうので，非営利だからといってお高くとまっていられないからなのです．け

れども，どんな病院も営利優先の病院の経営手法を真似ないと生き残れないということが蔓延しますと，最終的には社会から良心的な経営をする医療機関が消えてしまいます．

4）医療費が下がるという保障がない

4番目の問題は市場原理に委ねても医療費が下がるという保証はないということです（図5）．市場原理で価格がどちらに振れるかは，売り手市場になるか，買い手市場になるかで決まるからです．例えば，米国では日本と違って薬剤価格を統制していませんので，人気が高い新薬などが，非常に高い価格で売られます．その結果，米国の患者は市場原理のために世界で一番高い薬を買わされているのです．また，市場原理の下で，あまたの民間保険が存在しますので，医療機関にとっては診療報酬の請求事務が著しく煩雑化します．開業医は診療報酬請求事務のためだけに，平均6人の事務員を雇っていると言いますが，この事務員の人件費も医療費に跳ね返りますから，「市場原理そのものにかかるコスト」もばかにならないのです．

4．株式会社病院の米国の実例

次に，規制改革民間開放推進会議が株式会社による病院経営解禁ということを強硬に主張していますので，株式会社が病院を経営するとどんなことが起こるのかを，米国の実例で見てみたいと思います．世界で株式会社が巨大な病院チェーンを展開している国は米国だけです．その米国で株式会社がどういうことをしているのかを見てみたいと思います．

1）テネット社の例

テネット社という米国で2番目に大きい病院チェーンの例を紹介致します（図9）．113の病院，28,000のベッドを持ち，2002年の売上が1兆7,000億円で前年比15％増，税引き後の利益が1,200億円で前年比51％増という超優等生の経営を展開していました．こういった超優等生の経営をしま

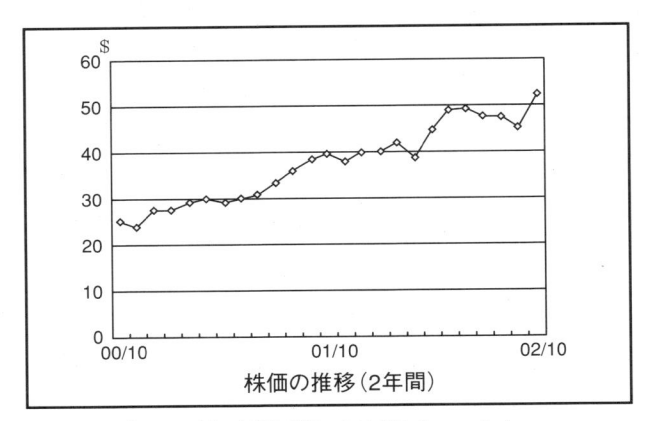

図9 テネット社（米国第2の病院チェーン）
113病院，27,726床，2002年売り上げ1兆7,000億円（前年比15％増），税引き後利益1,200億円（前年度比51％増）．

```
1) 強引な手法による市場寡占化
      例：競争相手の病院を買収して閉鎖
2) コストを抑えるための「合理化」
      ベテラン看護師の解雇，不採算部門の切り捨て
3) 非営利病院よりも高い患者への請求
4) 大病院チェーンには例外なく組織的診療報酬不正請
   求などの違法行為の前歴
営利病院のほうが非営利病院よりもコストが高く質が
劣るという文献がほとんど
```

図10 営利病院の経営戦略

すと，ウォール・ストリートでの評判が良くなるのも当然で，株価は右肩上がりで上がり続けました．2000年の10月に26ドルだった株価が2002年の10月には52ドルと，2年の間に倍も値上がりしました．

株式会社は，常に株価を見ながら商売をしなければいけませんので，「株価を維持するために常に利益を上げていないといけない」というプレッシャーがかかります．

では，どうやって常に利益を上げ続けるか．株式会社病院の経営戦略をご紹介致します（図10）．

まず，強引な手法による市場の寡占化ということを致します．例えば米

国で一番大きい病院チェーンはHCAという会社ですが，テキサス州エル・パソ市の2病院からスタートした病院チェーンです．創業者がこの2病院の経営を立て直すために何をしたかと言いますと，競合関係にある第3の病院を買収，これを閉鎖しました．競争相手を潰して，言い値で商売ができるという状況を作り上げることがとても重要だからです．

そして2番目にコストを抑えるために合理化をします．例えばベテランの看護師を解雇したり，採算の取れない部門を切り捨てたりします．3番目に患者に対しては高い額を請求するということが行われます．コスト（原価）は安く抑えて売値は高くするという，極めて単純なやり方で利益を上げるわけです．

さらに，営利重視のためにいろいろ無理を重ねますので，大病院チェーンでは，しばしば組織的診療報酬不正請求などの違法行為が起こりがちです．

2）株式会社病院の商法

株式会社病院がどんな商売をするかの実例です（図11）．サンフランシスコ・ジェネラルというのは非営利の病院です．サンフランシスコから50マイルほど離れたモデストという町に，モデスト・ドクターズ・メディカルというテネット社の経営する病院があります．非営利と営利の2病院，患者さんが入院したとき請求額にどれだけの差があるのかを比較します．1ドル＝100円ということで話をさせていただきますが，例えば患者さんが胸部のX線写真を撮りますと，サンフランシスコ・ジェネラルなら12,000円しか請求されませんが，テネット社の病院では15万円を請求さ

項目	サンフランシスコ・ジェネラル（非営利）	モデスト・ドクターズ・メディカル（テネット社）
胸部X線	$120	$1,519
血液像検査	$ 50	$ 547
血清生化学検査	$ 97	$1,733
頭部CT	$950	$6,599

図11　株式会社病院の商法

れます(保険に入っている方は,もちろんディスカウントが効きますけれども,無保険の人は15万円を請求されます).血液像検査と申しまして,赤血球や白血球がいくつあるかを検査しますと,非営利の病院では5,000円しか請求されませんが,テネット社の病院では54,000円を請求されます.肝機能検査などの血清生化学検査では1万円弱対17万円,頭部CTになりますと10万円弱対66万円となります.10倍も高い値段を請求することで,利益を上げるのです.

3）株価への影響を考えて利益最優先策

先ほどテネット社の株価は上がり続けたと(図12)申しましたけれども,実は2002年の10月に株価が大暴落致しました.何が起こったのかと言いますと,まず,診療報酬の不正請求をしていたことが明るみに出ました.そしてその直後にテネット社のある病院で,まったく健康な人に心臓手術を多数行っていたという容疑で,FBIが強制捜査に入りました.こういったスキャンダルが立て続けに起こって株価が暴落したのです.

米国の株式会社病院の中で,テネット社だけが例外的に悪質ということではありません.図13は,ここ4年間の事例しか集めていませんけれども,なぜか米国の株式会社病院は毎年12月になりますと,「悪いことをし

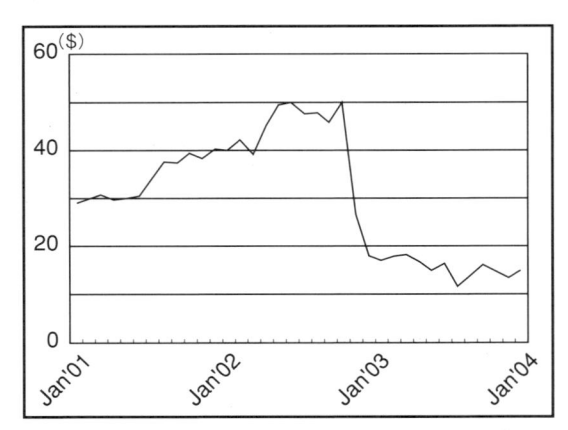

図12 テネット社株価の暴落（2002年10月）
診療報酬不正請求,必要のない心臓外科手術.

市場原理と医療・米国の失敗から学ぶ

```
(1) 2000年12月　HCA社：診療報酬不正請求事件で連邦
    政府と970億円で示談成立
(2) 2002年12月　HCA社：診療報酬不正請求事件で連邦
    政府と1,090億円で示談成立
(3) 2004年12月　テネット社：不必要な心臓手術を施行
    した患者(被害者)750人に410億円での示談を呈示
(4) 2004年12月　ヘルスサウス社：診療報酬不正請求事
    件で連邦政府と340億円で示談成立
```

図13　米巨大病院チェーンの犯罪歴
毎年末に巨額の示談金を支払うことが慣例化．

ました．申し訳ありません」と，巨額の示談金を支払っています．クリスマスを迎える前に，きれいな体になりたいのかどうかは知りませんけれども，例えばHCA社（年商2兆2,000億円という米国で最大手の病院チェーン）は，2000年に診療報酬不正請求事件で，連邦政府に970億円を支払うことで示談を成立させています．それから，同じHCA社が2002年12月に1,090億円で同様に示談を成立させています．懲りていないわけですね．同じことを繰り返しています．

テネット社も，先ほど言いました不必要な心臓手術を施行した患者750人に，410億円で，2004年の12月に示談を提示しています．次のヘルスサウス社というのは米国最大のリハビリ病院チェーンですが，ここも診療報酬不正請求事件で，連邦政府との間で340億円の示談が成立しています．過去4年間を見ただけでも，これだけのことをしているわけです．

日本の企業は良心的だから大丈夫と思われるかもしれませんが，日本でも雪印乳業とか三菱自工とか，良心的とは言い難い企業が立派に存在します．百歩譲って日本の企業はあこぎなことはしないと致しましても，いま，在日米国商工会が，「日本は早く株式会社による病院経営を認めろ」と，日本政府に強く働きかけている事実を考えますと，心配にならざるを得ません．そういう働きかけをするからには，米国の株式会社病院が日本の医療市場を狙っているに違いないのです．もし，とてつもなく強大な資本力を持った米国の病院チェーンが日本の医療市場に出てきたらどうなるのか．そら恐ろしい思いでいるのは，私だけでありましょうか．

5. 病院が営利化されると死亡率が上昇

　規制改革民間開放推進会議は,「株式会社病院を認めるとサービスの質も良くなり価格も下がる」としていますが,実際にはどうなのか,米国の実態をデータで検証します(図14).1984～1995年の12年間,研究対象3,645病院という期間も規模も大がかりな研究の結果を紹介します.研究期間中に3,645のうち,133の病院が株式会社に変わりました.反対に81の病院から株式会社が手を引いて,非営利に変わっています.非営利から株式に変わった病院では,入院患者の死亡率平均が0.26から0.39と,50％増えました.反対に株式会社から非営利に変わった病院では,死亡率は若干減少しています.

　患者1人あたりの入院費用をみますと,株式会社に変わった病院では8,379ドルから10,807ドルと20％増えています.反対に株式会社から非営利に移った病院ではあまり変わりませんでした.この研究は非常に大掛かりな調査での結果ですが,規制改革民間開放推進会議の主張とは正反対に,「株式会社のほうが医療の質が悪いし,患者にとって高くつく」ということが,データではっきりと示されているのです.

	非営利→営利	営利→非営利
入院1年後死亡率	0.266 → 0.387	0.256 → 0.219
患者一人当たり入院費	\$8,379 → \$10,807	\$7,204 → \$7,486

Rand Journal of Economics 33：507 (2002)

図14　病院が営利化されると死亡率が上昇
1984～1995年,全米3,645病院での調査.133病院が非営利から営利病院に変換.81病院が営利から非営利病院に転換.転換前1～2年と転換後1～2年のデータで比較.

6．混合診療の問題点

　次に，混合診療の解禁ということについて考えてみたいと思います．混合診療の禁止ということは「保険診療と自由診療の混合を認めない，混合した場合には全額自己負担」という日本の医療保険制度のルールです．
　症例で説明いたします（図15）．患者は46歳の男性，クモ膜下出血を起こしました．この病気のいちばん恐いことは手術で命が助かっても，数日後に脳血管攣縮という現象が起こり，脳を栄養する血管が縮み上がることで亡くなったり，重い後遺症を残すことです．欧米ではニモジピンという薬が脳血管攣縮の死亡・後遺症の予防薬として標準的に使われています．
　この46歳の男性患者の家族も，もちろんニモジピンを使いたいと希望したわけですが，日本では，なぜか，この薬が認可されていません．もしこの薬を使うとなると自由診療として使わざるを得ない．そうしますと「混合診療禁止」のルールに触れまして，この薬をひとたび使うことで，手術料から入院料まで，何から何まで全額自己負担しなければいけないのです．
　それでも家族はアメリカからニモジピンを取り寄せようといたします．しかし，ニモジピンが届く前に脳血管攣縮が始まりまして，手遅れということになってしまいました．手遅れになった結果，混合診療の問題に立ち入るまではいかなかったのですが，「混合診療の禁止」というのは，そう

保険診療と自由診療の混合を認めない

症例：46歳男性クモ膜下出血
術後血管攣縮による死亡・後遺症の発生
　　　ニモジピンにより抑制（3割が2割となる）
　　　欧米ではニモジピン使用が標準的治療となっている

日本ではニモジピンが認可されていないので，医師が使用する場合は混合診療の禁止に触れる。

図15　混合診療の問題点

```
(1) 財力によるアクセスの不平等を容認
(2) 似非医療が横行する危険
(3) 医療保険本体がアビュースされる危険
(4) 保険医療が空洞化する危険
```

図16　混合診療の問題点

いったルールであります．

　実は，このクモ膜下出血を起こした46歳の患者は私の弟でありました．ニモジピンが使えなかったせいかどうか，因果関係は言い切ることはできませんけれども，結果として社会復帰ができないような重い後遺症が残りました．

　皆さんは，私がこういった体験をしたから混合診療に賛成すると思われるかもしれませんが，そうではありません．こういった体験をした後，いっそう，「混合診療はいけない」と確信を深めました．

　混合診療を解禁した場合，大きな問題が4つ起こります（図16）．まず1つ目は，お金があるか，ないかで医療へのアクセスが差別される問題です．もしニモジピンという薬に，1カプセル10万円という値段がつけられたとしますと，3週間毎日，12カプセル飲ませますので，2,520万円になります．2,520万円を払える人だけ，この薬が使えるということになります．医療保険に含まれていたら，自己負担分だけ払えばいいわけですけれども，混合診療でしかニモジピンが使えないということになりますと，お金のある人だけがニモジピンの恩恵に与かることができるということになってしまいます．

　混合診療が目指すもの（図17）はどういうものかということを，こういうふうに説明された方がいます．「国民がもっとさまざまな医療を受けたければ，『健康保険はここまでですよ』，後は『自分でお払いください』という形です．金持ち優遇だと批判されますが，金持ちではなくとも，高度医療を受けたければ，家を売ってでも受けるという選択をする人もいるでしょう．」

　こう説明されたのは，規制改革民間開放推進会議議長の宮内義彦さんで

市場原理と医療・米国の失敗から学ぶ　85

> 国民がもっとさまざまな医療を受けたければ，「健康保険はここまでですよ」，後は「自分でお払いください」というかたちです．
>
> 金持ち優遇だと批判されますが，金持ちでなくとも，高度医療を受けたければ，家を売ってでも受けるという選択をする人もいるでしょう．
>
> （宮内義彦：週間東洋経済/2002.1.26号）

図17　混合診療導入が目指すもの

す．「家を売るという選択もあるでしょう」というのが，規制改革会議のいう「選択」という言葉の中身なのです．患者さんに「命が助かりたかったら，家を売るという選択もあるだろう」など，私たち，通常の医師には絶対言えないセリフです．

　混合診療を解禁した場合の問題点の2番目（図16）は，似非医療が横行する危険です．例えば医薬品に関しては，安全性と有効性が確認されたものだけを医薬として承認，保険薬価に収載するというのが現在の仕組みです．けれども，こういった手順を踏まない薬剤も自由診療として全面解禁されますと，怪しげな薬剤が安全性と有効性を確認されないまま使われる危険が出てまいります．「保険で認めた医療行為だけに支払いをする」という制度は，実は「安全性と有効性を確認した医療行為だけに支払いをする」という形で「似非医療の横行」を防止する役割も果たしているのです．

　3番目に，医療保険本体がアビューズされる危険があります．例えば美容外科手術が目的の患者が，「肝障害」とか，保険病名をつけて入院費用は保険で払わせるというようなことが起こりますと，保険診療本体のお金をむだ遣いされてしまいます．

　4番目の問題は保険医療が空洞化する危険です．もし，医薬品の承認制度をバイパスして，自由診療で医薬品が使えるようになりますと，製薬企業にとってこれほど「おいしい」話はありません．今の制度の下では，医薬品を市場に出すためには，医薬として承認を得たうえで，保険薬価に収載されなければなりません．そのためには，高いコストをかけて臨床試験をしなければなりませんが，混合診療が全面解禁され医薬品の自由診療

> 製薬会社は「脳代謝改善薬（ボケの薬）」と，広い効能で認可申請を目指したが，「脳代謝改善薬」の認可見直しの時期と重なったために，認可されなかった．
> 「クモ膜下出血術後脳血管攣縮の予防薬」としての臨床試験は一切行われなかった．

図18　ニモジピンが認可されなかった経緯

マーケットが出現しますと，臨床試験もしなくていいし，価格も言い値でつけられるようになります．手間暇コストをかけて保険薬価に収載させる努力をする製薬会社などいなくなってしまう危険があるのです．そうなりますと，「効き目があって人気が高い薬は自由診療で価格も高い．保険診療で使えるのは，時代遅れで効き目が悪い薬ばかり」ということになってしまいます．

こういった危険を考えますと，混合診療を全面解禁するなどというバカげたことは，絶対にしてはならないのです．

クモ膜下出血の話に戻ります．日本でニモジピンがなぜ認可されていないのかでありますが，実は製薬会社は脳血管攣縮の予防薬としては開発しなかったのです（図18）．年間，15,000人しかいないクモ膜下出血の患者に3週間だけ飲んでもらうよりも，何十万人もいる「ボケ」の患者さんに，毎日飲んでもらったほうが儲けが大きいということだったのでしょうか，「ボケの薬」として臨床試験を組んだのです．

ところが，ニモジピンの開発時期がアバンとか，ホパテとかの，効きもしない「ボケの薬」の効能見直し・承認取り消しの時期に重なりまして，ニモジピンの認可申請も蹴られてしまったのです．欧米では1989年に認可された薬でありますが，日本では15年経ったいまも認可されていません．クモ膜下出血の患者は毎年15,000人と言われていますが，この15年の間に，ニモジピンが使われていたら何万人の患者が救われていただろうかと悔しい思いをしているのは私だけでしょうか．

ニモジピンと類似の状況が大腸癌治療剤のオキサリプラチンの場合にもありました（図19）．オキサリプラチンは，混合診療解禁派が，「混合診療

```
1994年  日本でイリノテカンの製造承認（Y社）
1996年  欧州でオキサリピラチン承認
1997年  Y社がデビオファーム社よりオキサリプラチンの日
        本での販売権取得
1998年  海外の臨床試験データに基づく承認制度スタート
2002年  米国でオキサリプラチン承認
2004年3月  Y社が輸入承認申請
2004年6月  EUで大腸癌治療薬の販売権独占が問題化，販
            売権を有する製薬企業の合併にストップがか
            かった
            サノフィサンテラボ社→オキサリプラチン
            アベンティス社→イリノテカン
```

図19　大腸癌治療薬オキサリプラチンの認可が遅れた背景

が認められていないことが原因で，こんなすばらしい薬が日本の患者に使えない」と，解禁を主張する際の「根拠」とした薬剤であります．実はこの薬，1997年に日本の会社が販売権を取得していました．それなのに，2004年3月まで承認申請を行っていなかったのです．7年間もたなざらしにしていたのです．しかも，日本では1998年に海外のデータを基に医薬品の認可が行われるように制度が変わり，これまで30以上の医薬品が新制度の下で認可を受けています．いったい，オキサリプラチンの承認申請が遅れたのはなぜだったのでしょうか．

　実は，オキサリプラチンの販売権を得た製薬会社はライバル商品であるイリノテカンという抗癌剤を自社開発して販売していたのです．医薬品は特許の期間が限られていますので，新規の医薬品については急いで承認を得る努力をするのが通常です．もし別の企業がオキサリプラチンの販売権を得ていたら，商売敵のイリノテカンのマーケットを侵食するために，一所懸命，早期承認を得る努力をしていたに違いありません．でも，日本でオキサリプラチンの販売権を得た企業は，もともとイリノテカンで大腸癌抗癌剤の市場を独占していたので承認を急ぐ動機が希薄だったのです．

　もしほかの製薬会社が，この販売権を取得していたら7年間もたなざらしにするようなことはなかったのではないかと思えてなりません．実際

> エビデンスが明らかな診療行為については保険診療に含めるのが本筋：「混合診療が認められていない」ことが問題なのではなく，「必要な治療が保険診療に含まれていない」ことが問題
>
> 米連邦政府が運営する高齢者医療保険では，ある治療に保険適用を認めるかどうかの審査を患者が申請できる

図20　混合診療：問題のすり替え

に，ヨーロッパではオキサリプラチンとイリノテカンの販売権を持っている会社2つが，去年合併しようとしましたが，EUが合併にストップをかけました．ライバル関係にある2つの薬の販売権を同時に所有することは許せない，どちらかを譲渡しなければ合併は認めないということが合併にストップをかけた理由だったのです．

　実は混合診療の論議では問題のすり替えが行われています（図20）．本当の問題は必要な治療が保険診療に含まれていないということであって，混合診療が認められていないことが問題なのではありません．例えば米国の高齢者医療保険メディケアでは，ある治療を保険診療に含めるかどうかの審査を，患者が申請することができるようになっています．認可を受けないと商品が売りに出せないという立場の企業だけでなく，「この治療を使いたい」という医療施設や，「あの治療が受けたい」という患者が，保険診療の認可申請をすることができるのです．もし米国のような制度が日本にも取り入れられれば，混合診療解禁が必要だなどという本末転倒の議論は起こるはずもないのであります．

　必要な治療，適切な治療というものは，本来保険で給付されるべきものであります．そもそも，お金のあるなしにかかわらず，誰もが必要な治療にアクセスできるようにということを目指すからこそ，医療保険制度ができあがったのです．必要な治療を速やかに保険診療に加えるために何をしたらいいのか，保険診療が時代遅れにならないようにするためにどういう制度を整えたらいいのか，そういったことこそを議論すべきなのでありまして，「混合診療を全面解禁せよ」などという本末転倒の議論は，もうい

い加減に終わりにしてほしいと思います．

7．医療制度改革を巡る議論—キーワードの検証

　初めに戻りまして，医療制度改革の議論で使われている耳障りのいいキーワードの本当の意味を検証します（図21）．まず，「市場原理・競争原理の導入」ですが，医療を市場原理に委ねても，質が良くなるとか，価格が下がるということは自動的には保証されません．保証されているのは資本力の強いものが市場制圧をするということだけなのです．そもそも医療というのは，言葉は悪いですけれども，「人の命を形（かた）にとってお金をいただく」という非常に危うい生業（なりわい）なのです．ですから，「医療の倫理」を厳しく守るということに同意した方だけに医療という生業に与ることを許可するという「規制」を加えることには，何の問題もないのです．市場原理で自由にやるのだと，「命が惜しければ金を出せ．家を売る選択もあるだろう」などということをやっていただいては困るのです．

　さらに，「公」を減らして「民」を増やすという，二階建ての医療保険制度ですが，これは「民」（＝自己負担）を増やすことによって所得格差に基づく医療差別を制度化することにほかなりません．

　また，患者の選択の幅を広げるということですけれども，市場原理のも

市場原理・競争原理の導入（官製市場の打破）
　　　資本力の強い者が市場を制圧する
　　　質の向上を保証しない
　　　医療とは「人の命をかたにとる」商売
「公」を減らして「民」を増やす（二階建ての医療保険制度）
　　　所得格差に基づく医療差別の制度化
　　　「公」と「民」による「つけの押しつけ合い」
患者の選択の幅を広げる
　　　市場原理のもとでは，逆に患者の選択の幅は狭まる
　　　医療における「選択」：時間的・物理的条件が限られている
　　　社会全体の医療の質を上げる努力をすることが本筋

図21　医療制度改革を巡る議論での「キーワード＝幻想」

とでは，逆に患者の選択の幅は狭まります．例えば米国では，自分が加入している保険の指定医療機関しか受診できないとか，「無保険者お断り」の医師がいるとか，選択の幅は日本と比べものにならないほど狭いのです．

最近，日本で外科の手術成績とか，点数をつけて病院を選ぼうという動きがありますけれども，くも膜下出血を起こして救急車に乗せられた患者に，点数を調べて病院を選ぶという時間的余裕はありません．何を目指すことがいちばん必要かと言いますと，社会全体の医療の質を上げる努力をすることがいちばん重要なのであります．病院別に点数をつけて良い病院と悪い病院を選別することを目指すよりも，救急車に乗せられて，どこの病院に連れて行かれても，安心して手術を受けられる医療体制を作ることこそを目指すべきなのです．

8．理想とする21世紀の医療のあり方

図22に挙げましたのは医療倫理の4原則です．「患者の自立性を尊重する」「患者に害をなさない」「患者の利益を追求する」「正義・公正に基づいた医療を行う」，の4原則です．実は，医療のパブリックポリシー（公政策）

医療倫理の4原則
 (1) Respect for Autonomy（患者の自律性の尊重）
 (2) Nonmaleficence（患者に害をなさない）
 (3) Beneficence（患者の利益の追求）
 (4) Justice（正義・公正）

医療の公政策もこの4原則の実現を図るものでなければならない
患者の権利保証（法制化）
医療の質の向上（医療過誤対策も含まれる）
　　医療の質を向上させるための直接の施策が必要
　　診療報酬支払い方式の変更での質の改善は達成されない
公正な医療資源の配分
　　医療を市場原理に委ねることの危険：公正な配分を破壊
　　コスト削減からコスト効率改善への発想の転換

図22　理想とする21世紀の医療のあり方

というのは，この4原則に則った医療が実現しやすいような制度を作ることを目標とすべきなのでありますが，なぜか日本ではコスト抑制とか，ビジネス・チャンスの創出とか，本来目指すべきところとは関係のないところで議論が行われています．まったく残念なことを言わなければなりません．

　患者の権利を保障するためには，患者の権利法を制定するなど，法律などで医療のルールを明確にすることがいちばん手っ取り早いでしょうし，医療事故の対策も含め，医療の質を向上させるためには，医療の質を向上させるための直接の施策を講じなければなりません．よく，「定額支払い方式を採用したら医療の標準化が達成され医療の質も良くなる」などと，診療報酬の支払い方式を変えると自動的に質の向上が達成されるということをおっしゃる方がいらっしゃいますが，診療報酬の支払い方式を変更しても質は自動的には良くなりません．質を良くしようと思ったら質を良くするための直接の施策を講じなければならないからです．また，すべての国民にとって公正な医療資源の配分を目指すということなら，「無保険社会と医療費倒産」という米国の厳しい現実からも明らかなように，医療を市場原理に委ねるなどもってのほかと言わなければなりません．

　また，日本の論議は財務省・財界が中心になって「コスト抑制」ばかりを言っていますが，欧米では「コスト抑制」ではなく，「コスト効率の改善」という考え方で政策が練られています．「コスト抑制」は「何が何でもお金を払うのはいやだ」という立場ですが，「コスト効率の改善」は「同じお金を払うのでも生きた使い方をしたい」という立場で，考え方からして違います．「コスト効率の改善」を目指す場合，例えば肺癌の治療について，いろいろな治療でコストがどれだけ違うのかと同時に，それぞれの治療の効果はどうだったのかを計測します．欧米の医療政策担当者は，こういった計測結果に従って効率の良いお金の使い方を考えるのが仕事ですが，日本の医療政策担当者は，「どんぶり勘定で社会全体の医療費を抑制する」ことしか考えていないのですから，これほど，能のない話もありません．

おわりに

　結論になりますが，日本の医療は「ビジネス・チャンスの創出」と「コストの抑制」からではなく，「患者の権利」と「医療の質」から攻めるというのが私の信ずるところであります．

　ご清聴どうもありがとうございました．

〔資料〕2005年2月17日〔読売新聞〕朝刊から許可を得て転載

第26回日本医学会総会
公開シンポジウム

主催　第26回日本医学会総会ポストコングレス公開シンポジウム事務局
　　　（会頭・杉岡洋一　九州労災病院院長）
後援　読売新聞社
コーディネーター　　九州大老年医学教授　　　高柳　涼一
　　　　　　　　　　読売新聞生活情報部長　　丸木　一成

第26回日本医学会総会
公開シンポジウム

主催　第26回日本医学会総会
　　　ポストコングレス公開シンポジウム事務局
　　　（会頭・杉岡洋一　九州労災病院院長）
後援　読売新聞社
コーディネーター　九州大学老年医学教授　高柳　涼一
　　　　　　　　　読売新聞生活情報部長　丸木　一成

　信頼できる医療の確立を考える第26回日本医学会総会ポストコングレス公開シンポジウム「どうする日本の医療」が先月22日、東京・有楽町のよみうりホールで開かれた。アメリカやイギリスの現状を紹介しながら、日本の医療のあるべき姿について意見をかわし、会場に集まった約800人は熱心に耳を傾けた。

医療への信頼　取り戻せ

　——日本では、国際的には低いコストで、高度な医療が行われています。しかし、読売新聞社の世論調査では、多くが「医療に不満」と感じています。「診断が信頼できない」という不信の声も増えてきています。その大きな理由が、医療事故ではないかと思います。各国の対策はどのようなものですか。

　近藤　イギリスでは、2001年に患者の安全を担当する国の機関ができ、情報収集して、再発防止の取り組みが始まっています。例えば、濃度が

100倍違う2種類を間違う事故が重なれば、濃い方は病棟に置かないようにするといった対応を取るわけです。

医療事故　米は組織的に情報収集

李　アメリカでは再発防止を最優先し、医療施設評価合同委員会という組織が、医療事故の原因を調査したか、再発防止策を講じたかなどを調べます。さらに全米の事故情報を収集して、具体的な事故防止勧告を出しています。

「危険は付き物」念頭に

鈴木　医療が高度化したため医療事故が目につくようになったのだと思います。許せない医療事故も確かにありますが、偶発的に起きた事故、すなわち不可抗力の部分も医師のせいにするのが今の風潮のように見えます。医療にはある程度危険はつきものだということを、念頭に置かなければいけません。

中島　でも、患者側から見ると、医療者個人の資質が問われる事故が多過ぎると思います。かばい合いをなくし、自浄能力が生まれて、再発防止に生かされるようになってほしい。病院の中では、ヒヤリ、ハットを報告して、役立てようと言われていますが、まだうまく機能していませんね。

——医療の質の確保や、カルテや治療成績など情報公開が叫ばれるようになっています。

情報公開　科学的評価に重点を

近藤　イギリスでは、科学的な根拠に基づく医療が広がっています。かつて虫垂炎の手術では、剃毛をしていましたが、今はしません。感染が減ると信じられていたのですが、きっちり評価すると剃った方が悪いとわかったからです。日本でも、医療の質の科学的評価をもっと重視すべきです。

鈴木 医師の私でも何かの病気になったら、病院を選ぶのは難しい。医療情報の開示は大切なことです。でもやはり大切なのは、医師と患者さんの信頼関係だと思います。患者さんと医師の心の距離が近いほど患者さんの満足度は高くなるのではないでしょうか。

李 手術成績の比較には問題があります。アメリカでは、重症度を重く記録するとか、助かる可能性の低い患者さんの手術は避けるケースが出てきています。

重要なのは、全体の医療の質を上げる努力です。その時代の医療技術の水準にのっとった医療ができているか。個々の患者さんの状況に応じた医療ができているかということです。

診療情報の標準化必要

中島 治癒率や死亡率は開示していく方向で良いと思います。それには、まず病院の診療情報管理の標準化などが必要です、例えば、方針として重症の患者も受け入れているから死亡率が高い病院の場合、そのこと自体をしっかり開示すれば、患者もきちんと理解すると思います。

李 アメリカでの医療の底上げの例ですが、心臓外科の病院が十数か所集まり、お互いの病院を回って、術前術後のケアや手術を比較して、一番いい方法を採用しました。しばらくして、死亡率が激減しました。

鈴木 費用負担の仕組みなど制度を変えても、忘れてはならないのは、相手を思う気持ちがなかったら、医療は成り立たないということです。このような気持ちを常に医療現場に教え込んでいきたいと思います。

近藤 医療は複雑なので、いくつもの改善策を組み合わせる以外にありません。競争原理も道具の一つ、安全性を確保するための規制も必要です。専門職の倫理や能力を高めることも大事です。

中島 医療者は忙しい中で、日常のひとコマとして患者に向き合っていますが、患者にとっては一生の一大事です。医療者の方には、日々を新鮮な出会いとして感じていただきたいと思います。

基調講演

宇沢　弘文さん
　　　東京大学名誉教授（経済学）・日本学士院会員

医師の「質」チェックを

　市民が人間的尊厳を保ちながら生きていくために必要な医療や教育、それに道路、電気、ガス、自然環境など社会の共有財産を、私は「社会的共通資本」という言葉でとらえ、あるべき姿を考えてきました。社会が自然環境と調和し、優れた文化水準を維持、経済的にも発展しながら安定した社会を実現するために管理、運営されるものです。

　その中で、医療と教育は最も重要な構成要素です。社会的共通資本としての医療に求められるのは、医学的にベストの診断、治療が行われ、それが医療機関にとって経営的にもつじつまが合うことです。

　厚生労働省は、診療報酬制度を通じて医療内容を統制していますが、医療の望ましい姿を正確に反映しているとは言えません。社会的共通資本という観点から見ると、医療費に多くの費用を充てることができるならば、日本は文化的にも人間的にも豊かな社会と言えます。

　その時に大事なことがあります。医師一人一人が良心や職業的な規律を保ちながら、最新、ベストの医学知識と技術を身につけているかどうか、チェックする方法を考えることです。

　日本を素晴らしい国にするためには、医療と教育の充実が必要です。多くの資源を使って、将来の日本を良くするために考えていかなければいけません。

◇

東京大理学部卒。シカゴ大、東京大経済学部教授。97年、文化勲章受章。76歳。

鈴木　厚さん

川崎市立川崎病院地域医療部長
北里大医学部卒業。リウマチ学会評議員

議論は景気と切り離して

　日本の国民医療費は約31兆円です。国の試算では、高齢化で急増すると言っていますが、医療費抑制政策のためここ数年ほとんど変わっていません。

　この金額は国民1人当たりで世界第7位、国内総生産との比率では19位です。ただ、日本は国民皆保険で気軽に医療機関にかかるので患者数が多く、患者1人当たりの医療費は先進国では断トツ最下位です。

　世界保健機関の調査では、日本の医療は世界一と評価しています。それに対しアメリカは37位。安くて最高と言われる日本の医療は、医療スタッフの努力の上に成り立っています。

　ところが、患者の満足度は日本は3割とアメリカの半分以下です。医療人の資質もありますが、医療職員の数が極端に少ないのが問題です。100床当たりの医師数は日本はアメリカの6分の1。看護師数も5分の1程度です。

　医療は国民の命を守る安全保障と考えるべきで、医療の質と安全性を高めるためには、景気、経済と切り離した議論が必要です。

近藤　克則さん

日本福祉大教授
千葉大医学部卒。専門は医療介護政策

安さか質か　選ぶ時代

　先進7か国で、日本と医療水準の最下位争いをしているのがイギリスです。長年医療費抑制政策を続けてきましたが、2000年に5年かけて医療費を1.5倍にする政策へ転換しました。

　医療費は税でまかなわれ、患者の負担はほとんどありません。しかし、医療にすぐにはかかれません。救急患者の入院は平均3時間半待ち、一般外来でも半数以上が2日以上待たされます。専門医療となると、待機者が100万人です。

　その原因は、人口当たりの医師数が近隣国の3分の2など、医療従事者の不足です。労働条件が過酷で、医学部を卒業して海外に出てしまう人も少なくありません。深刻な状況を改善するには、医療費の拡大しかないと方針を変えたのです。

　イギリスでは、医師が少ない病院は、費用は安いが死亡率が高く、医師が多いと、費用はかかるが死亡率が低いことがわかりました。日本は、医療費の抑制が続いていますが、安さか質かどちらをとるのか、国民が選ぶ時代を迎えています。

李　啓充さん

作家、前ハーバード大医学部助教授
京都大医学部卒。ハーバード大を2002年退職

市場原理　弱者にしわ寄せ

　医療に市場原理を導入すれば、医療費は安くなり、サービスが向上し、患者の選択の幅が増える、という声を聞きます。

　ところが市場原理を導入しているアメリカでは、弱者が落ちこぼれる事態を招いています。民間保険会社の医療保険が主流で、高齢者や低所得者には公的な保険もありますが、無保険者が4,000万人以上います。

　診療では、大口の保険加入者には割引がありますが、無保険者への請求は高額で、弱者ほど負担が重くなる矛盾が起きています。医療費による負債が自己破産原因の2番目です。

　株式会社が経営する病院では、採算が取れない部門は切り捨て、不必要な心臓治療を多数行っていた病院もありました。

　日本では、保険医療と保険適用外の医療の併用を認める「混合診療」の解禁が議論になりました。これには、お金がないと治療機会が限られる、保険診療が空洞化するなどの問題があります。本当は、保険適用すべき治療が、保険に含まれていないのが問題なのです。

中島　みちさん

ノンフィクション作家
患者の立場から、法と医療の接点の問題に提言

患者の納得がカギ

　私は34年前の乳がん手術時に受けた特殊な放射線治療の後遺症でずっと苦しんできました。先日も焼けこげた胸骨が折れ、改善手術を受けたばかりです。でも当時、医師から心を尽くした説明があり、私も生きる希望を託したので、今も納得しています。医療では患者の納得こそが一番大切だと思います。

　当時から私は、国民皆保険の日本の医療は、だれもが平等に水準に達した医療を安く受けられて、世界一だと訴えてきました。しかし今、高齢化や景気の悪化で、根本的な改革が必要なところに来ています。患者も負担するものは負担する。その代わり医療者にもやるべきことはやってもらわなければなりません。

　医療の中身はもちろん、費用の明細、病院や医師の治療成績などの情報やカルテの開示もしていただきたい。医療事故を見ると、医師の専門家集団に自浄能力が欠けています。不心得者は、内部できちんと罰する誇り高い集団であって下さい。

　納得できる医療なら、患者はお金を払います。